Fengler

Der kleine Knie-Coach

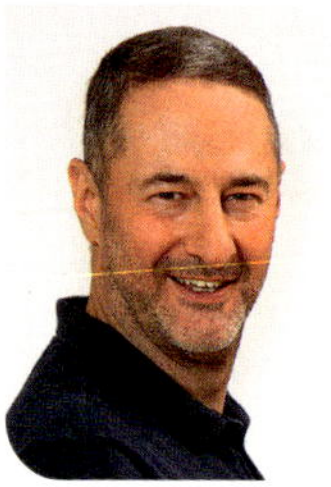

Arndt Fengler – selbst ernannter »Drückerkönig« – ist leidenschaftlicher Osteopath, Physiotherapeut sowie Lehrer für kinesiologisches Taping und Faszientherapie. In der Arbeit mit Menschen hat er seine Berufung gefunden und er gibt sein Wissen gerne in seinen Büchern und Fortbildungen weiter. Er arbeitet in eigener Praxis in Hannover und in der Schweiz.

Arndt Fengler

Der kleine Knie-Coach

Die besten Übungen gegen Arthrose, Meniskusschäden, Fehlstellungen & Co

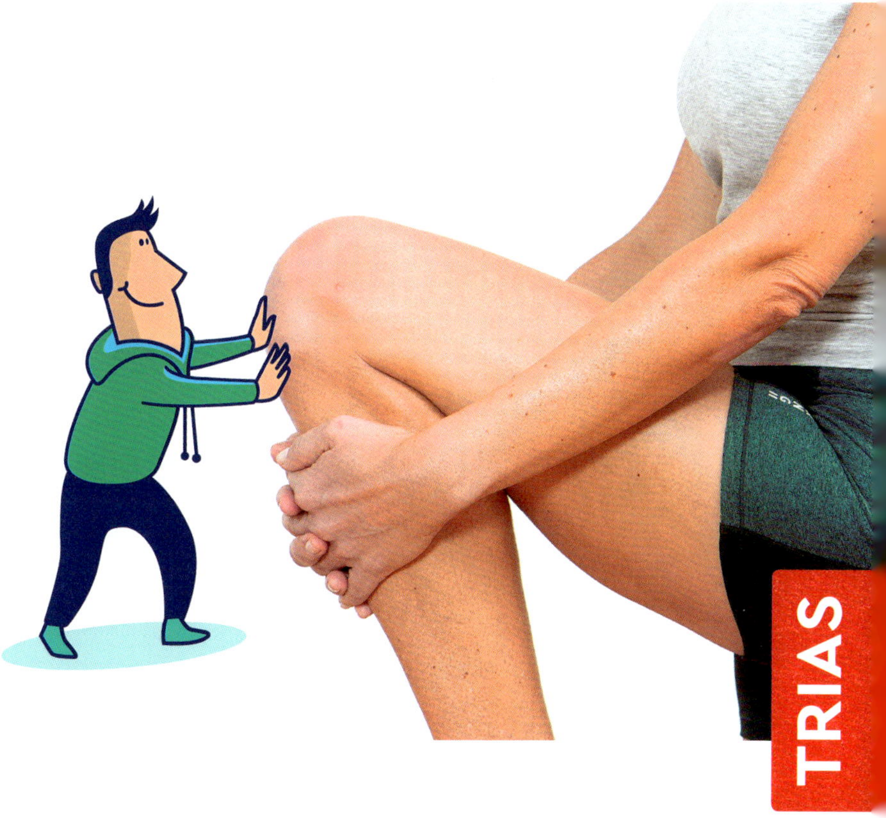

TRIAS

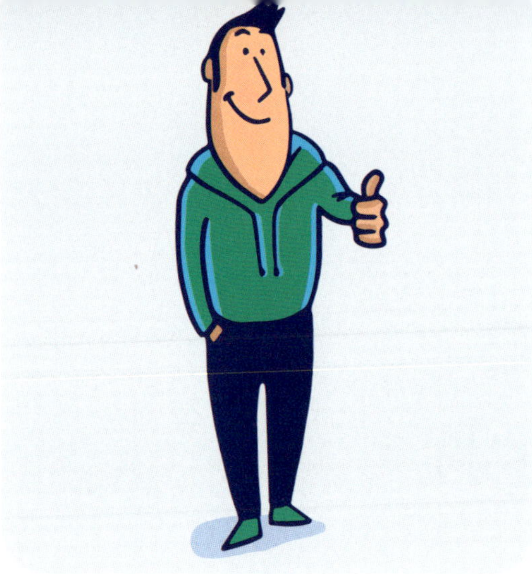

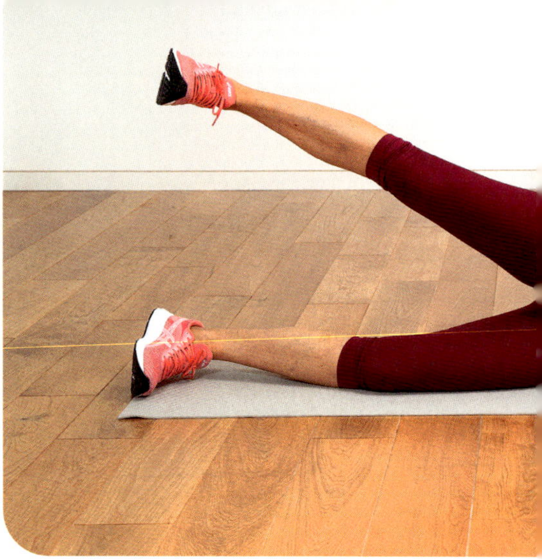

Exkurse

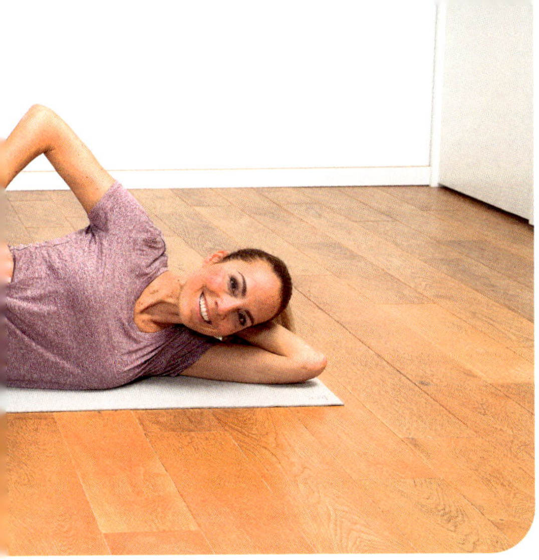

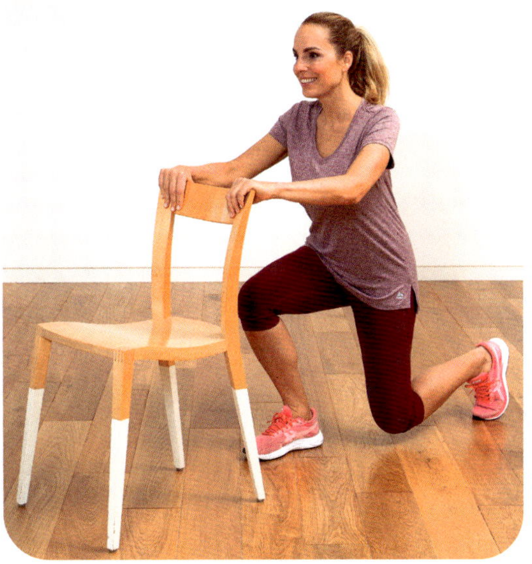

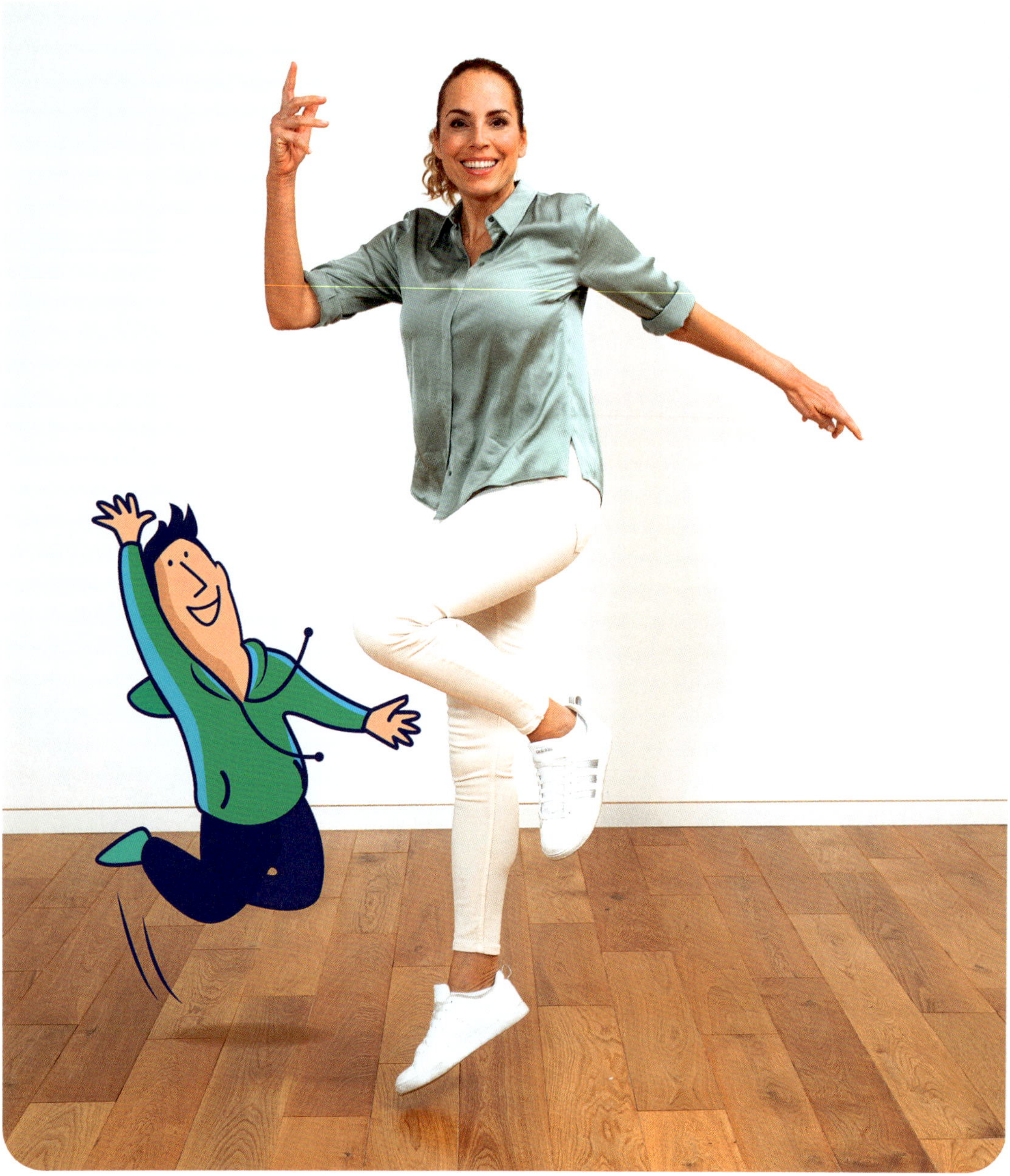

Liebe Leserin, lieber Leser,

ich freue mich sehr, Ihnen den kleinen Knie-Coach vorstellen zu dürfen. Er wird Sie dabei unterstützen, Ihre Knie besser kennenzulernen und diese wichtige Stütze Ihres Körpers gezielt zu stärken.

Ein gesunder Körper ermöglicht Bewegung – Bewegung spendet Lebensfreude und erhält den Körper wiederum gesund. Und egal ob beim Tanzen, Wandern, Radfahren oder Laufen: Ihre Knie sind mit von der Partie. Sie tragen Sie durch Ihr gesamtes Leben. Wie schön ist es da, ihnen einen kleinen persönlichen Helfer an die Seite zu stellen.

Der Knie-Coach erklärt Ihnen, wie Ihre Gelenke aufgebaut sind und warum sie manchmal zwicken, schmerzen oder die Mitarbeit verweigern. Mit seiner Hilfe entwickeln Sie ein besseres Verständnis für Ihre Knie und deren besondere Bedürfnisse und können sie gezielt trainieren. Mit einem einfachen Test ermitteln Sie, wie es um die Fitness Ihrer Knie steht, und können so die richtigen Übungen wählen. Damit sind Sie auf dem besten Weg, Knieprobleme zu überwinden. Lassen Sie sich vom Knie-Coach leiten, hin zu einem besseren Körperbewusstsein, Gesundheit und Schmerzfreiheit. Sie werden sehen, das Training mit dem kleinen Coach macht Spaß. Als Erstes empfiehlt er Ihnen, jetzt weiterzublättern und zu erfahren, wie es sich anfühlt, ein holzbeiniger Pirat zu sein …

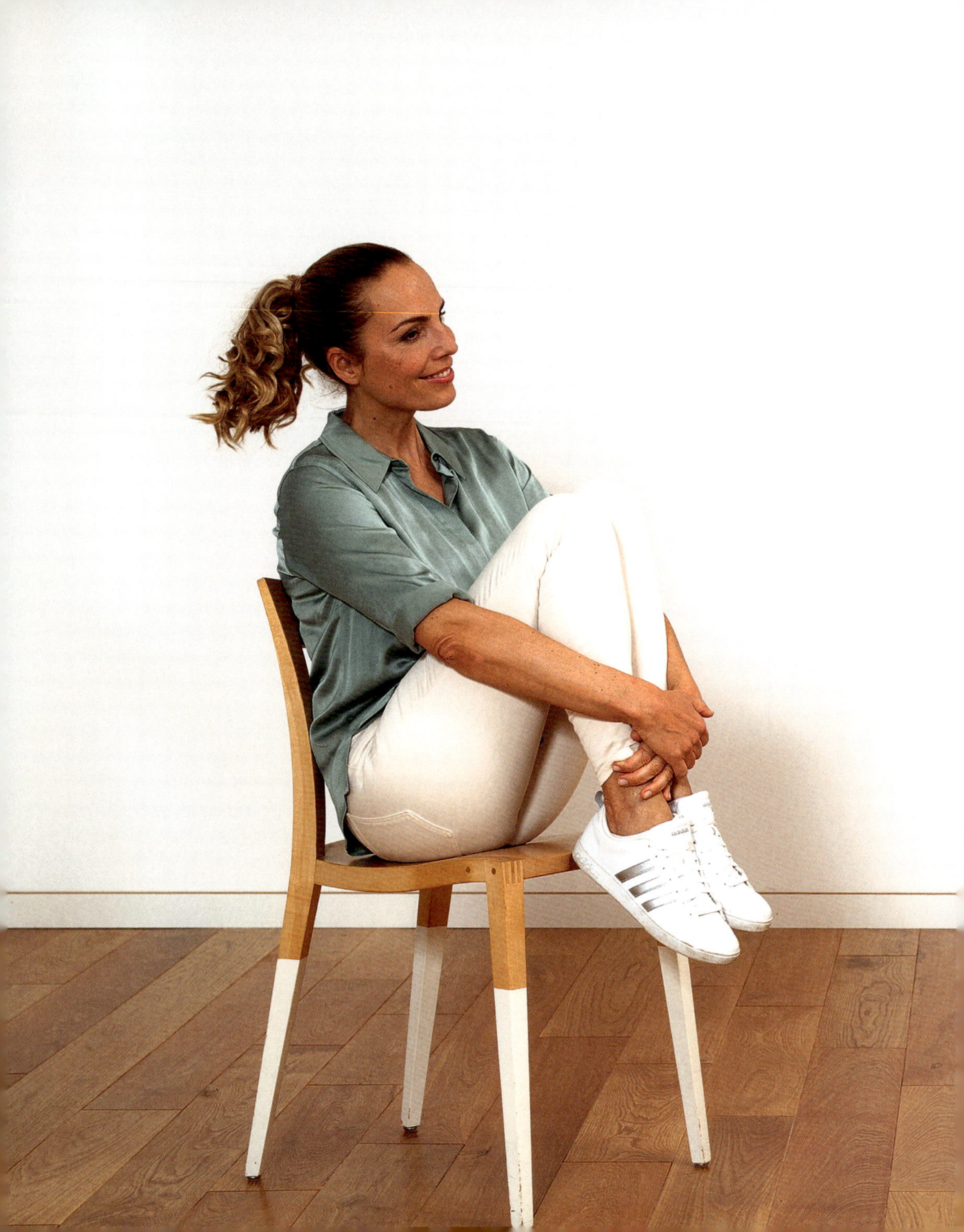

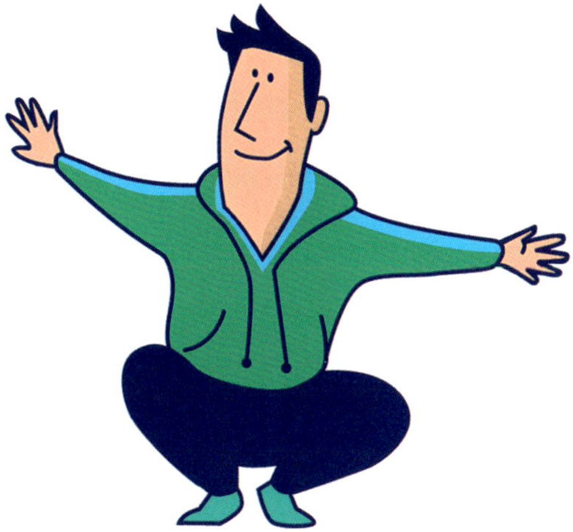

Den Knien auf den Leib gerückt

Solange die Knie brav ihren Dienst tun, beschäftigen sich die meisten Menschen nicht groß mit ihnen. Schauen wir uns diese kleinen Wunderwerke doch mal genauer an.

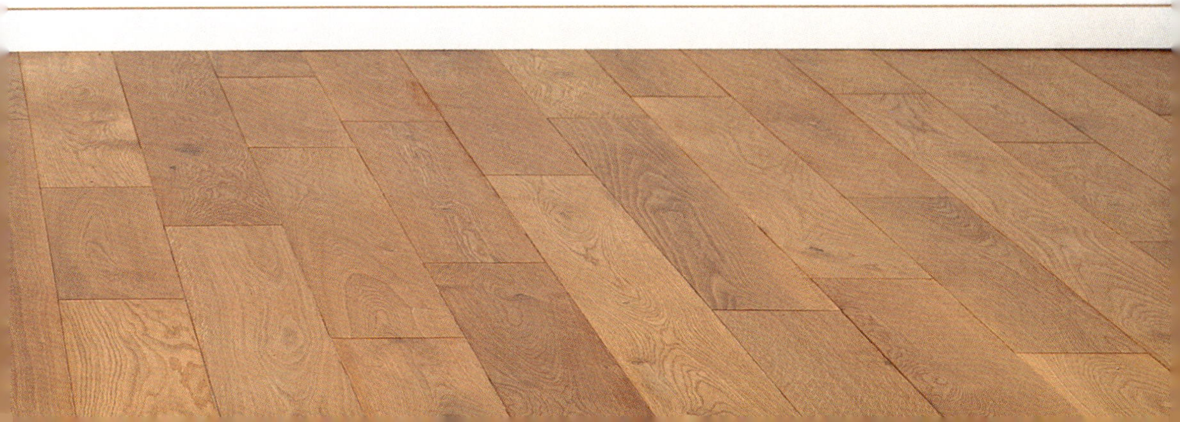

Basiswissen rund ums Knie

Das Knie ist das größte Gelenk des menschlichen Körpers und für uns von zentraler Bedeutung, da es an einer Vielzahl von Bewegungsabläufen beteiligt ist.

Haben Sie schon einmal versucht, sich mithilfe einschlägiger Literatur etwas näher mit dem Thema Knie zu befassen? Vermutlich wurden Sie erst einmal mit Zahlen, Daten und Fakten überhäuft und waren möglicherweise leicht überfordert. Auch ich werde Ihnen diese Informationen in komprimierter Form und leicht verdaulich an die Hand geben, denn ganz ohne Grundwissen geht es auch hier nicht ab. Doch da es sich hier um ein praxisorientiertes Buch handelt, möchte ich Sie zuerst auf ein kleines Experiment einladen.

Der Holzbeinsimulator

Stellen Sie sich vor, dass nach dem Lesen dieser Zeilen Ihr rechtes Knie verzaubert ist. Es lässt sich partout nicht mehr beugen. Während der gesamten Zeitdauer unseres Experiments bleibt es komplett gestreckt, wie das Holzbein eines Piraten. Nun bitte ich Sie um Folgendes:

- Erheben Sie sich aus Ihrem Sessel oder vom Sofa oder wo immer Sie gerade sitzen und gehen Sie ins Schlafzimmer.

- Legen Sie sich aufs Bett und versuchen Sie, Ihre bevorzugte Schlafhaltung einzunehmen.
- Stehen Sie wieder auf und gehen Sie zu Ihrem Kleiderschrank.
- Nehmen Sie ein Kleidungsstück aus der alleruntersten Schublade.
- Legen Sie es aufs Bett und begeben Sie sich zum Bad. Auf dem Weg dorthin legen Sie sich einmal rücklings auf den Fußboden und stehen wieder auf.
- Im Bad setzen Sie sich auf die Toilette, ohne Ihr rechtes Knie zu beugen.
- Sie stehen wieder auf und beugen sich vornüber, als wollten Sie sich die Zehennägel schneiden.
- Danach kehren Sie wieder zurück zu Ihrem Sitzplatz. Noch während Sie sich setzen, wird der Zauber aufgehoben. Ihr Knie lässt sich wieder normal bewegen.

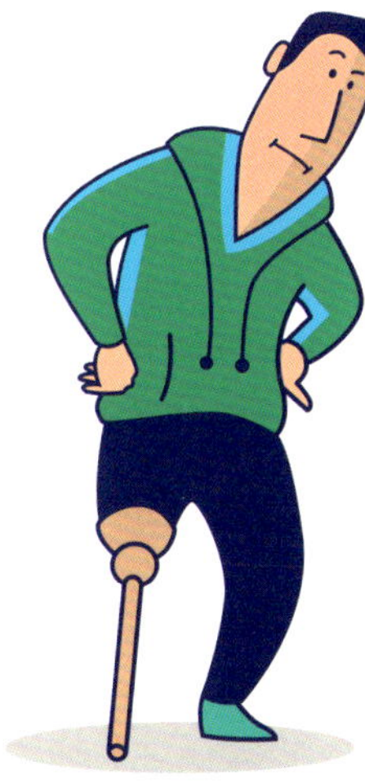

Wenn Sie jetzt noch nicht von der Wichtigkeit unserer Knie überzeugt sind, wiederholen Sie das Experiment und lassen dabei beide Beine gestreckt. Bitte kehren Sie unverletzt zurück, um jetzt doch noch einige Fakten über die Knie zu erfahren.

Kleine Kniekunde

Das Experiment hat Sie ganz plastisch und direkt fühlen lassen, wie wichtig ein gut funktionierendes Knie für viele Alltagsbewegungen ist. Nun möchte ich Ihnen ein wenig theoretische Informationen rund um dieses wichtige Gelenk geben, um Sie für Ihr Training zu motivieren.

Aktuelle Statistiken gehen davon aus, dass ein Fünftel aller Deutschen unter Kniebeschwerden leidet. Mit zunehmendem Alter steigt das Risiko, mit diesem Gelenk Probleme zu bekommen. Frauen sind häufiger betroffen als Männer. Die Ursachen sind vielfältig und die Liste möglicher Beschwerden lang. Im Sport treten immer wieder Verletzungen und Überlastungen auf. Doch auch Bewegungsmangel und Übergewicht zählen zu den möglichen Auslösern von Unannehmlichkeiten im Knie. Wie so oft kommt es auf die richtige Balance an: Das richtige Verhältnis zwischen Kraft und Beweglichkeit, zwischen Belastungs- und Ruhephasen ist der Schlüssel zu einem beschwerdefreien Leben. Durch Training verbessern Sie Ihr Körpergefühl und spüren so viel leichter und schneller, was Ihnen und Ihren Knien guttut.

Werfen wir einen kurzen Blick auf die geniale Konstruktion dieses wichtigen Gelenks (siehe Abb. S. 13). Man könnte es als den zentralen Dreh- und Angelpunkt unserer Beine bezeichnen. Es verbindet Oberschenkelknochen (Femur) und Unterschenkelknochen (Tibia) miteinander und koordiniert ihre gemeinsamen Bewegungen. Am unteren Ende des Femurs liegen zwei rollenartige Gebilde, die sogenannten Femurkondylen. Sie bewegen sich auf dem oberen Teil des Unterschenkelknochens. Hinzu kommt die Kniescheibe (Patella), die vorne am unteren Ende des Oberschenkelknochens liegt und bei bestimmten Bewegungen und Muskelanspannungen an ihm auf und ab gleitet.

In dem Gelenk ist eine starke Beugung (Flexion), etwas Streckung (Extension) und bei gebeugter Stellung eine kleine Drehbewegung (Rotation) möglich.

Gesichert wird das Gelenk unter anderem durch Bänder. Neben den aktiven Muskeln dienen sie als wichtige passive Stabilisatoren. Ihre Aufgabe ist es, unerwünschte Bewegungen im Gelenk zu vermeiden und es so vor Verletzungen zu schützen. Auch wenn die Bänder passiv sind, können sie durch regelmäßiges Üben gestärkt werden und so zur gewünschten Kniegesundheit beitragen. Die bekanntesten sind die Kreuzbänder. Es gibt ein vorderes und ein hinteres Kreuzband. Sie heißen so, weil sie sich, betrachtet von vorn und der Seite, überkreuzen; dabei verbinden sie Oberschenkelknochen und Schienbein. Sie verhindern, dass Oberschenkel und Unterschenkel zu weit nach vorne oder hinten gleiten oder das Gelenk überstreckt wird. Kreuzbandrisse machen ca. 40 % aller Knieverletzungen aus und treten besonders gehäuft unter Freizeitsportlern auf. Das Risiko für solche Verletzungen kann aber durch einen guten Trainingszustand gesenkt werden.

Zwei weitere sehr wichtige Bänder sind das Innen- und das Außenband, die dem Gelenk seitliche Stabilität verleihen.

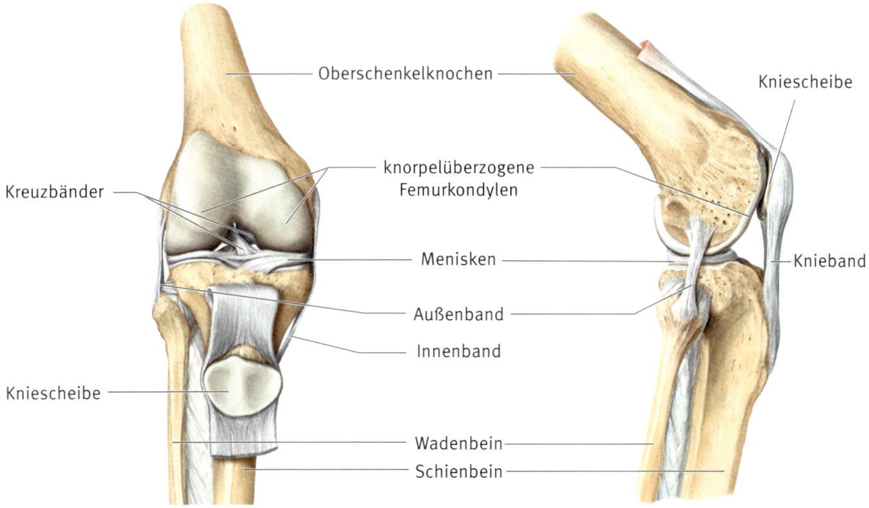

nach: Schünke M, Schulte E, Schumacher U, PROMETHEUS LernAtlas, Grafiken: Voll M, Wesker K; Thieme: 2018

Rechtes Kniegelenk, Ansicht von vorne und der Seite

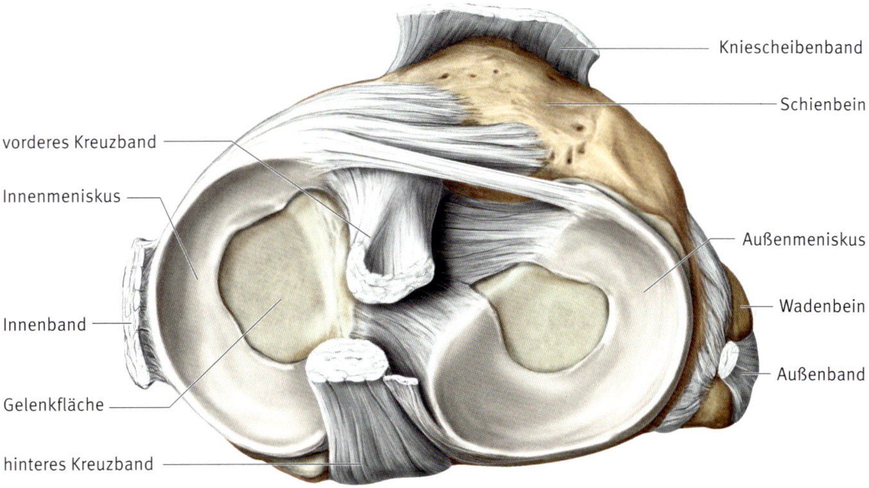

nach: Schünke M, Schulte E, Schumacher U, PROMETHEUS LernAtlas, Grafiken: Voll M, Wesker K; Thieme: 2018

Rechtes Tibiaplateau mit aufliegenden Menisken

Der Mond ist aufgegangen

Wussten Sie, dass sich in Ihrem Kniegelenk zwei kleine Monde befinden? Nein? Sicher sind Ihnen diese beiden halbmondförmigen Knorpelscheiben unter ihrem gängigen Namen »Meniskus« schon einmal begegnet. Es gibt einen Innen- und einen Außenmeniskus (siehe Abb. S. 13). Sie dienen als Zusatzpuffer im Knie. Durch ihre Form verbessern sie den Kontakt zwischen Unter- und Oberschenkelknochen. Dadurch werden Kräfte im Gelenk gleichmäßiger verteilt. Wenn Sie Ihre Knie stark beugen, müssen sich die beiden Knorpelscheiben etwas verformen und ein wenig mitbewegen.

Auch die Menisken sind häufig Opfer von Sportverletzungen. Besonders riskant sind sehr schnelle Beuge- und Drehbewegungen, wie sie z. B. oft bei Skiunfällen auftreten, aber auch in rasanter Überstreckung können Schäden entstehen. In sehr vielen Fällen treten Meniskusschäden als Begleitverletzung von Kreuzbandrissen auf. Tätigkeiten in starker Kniebeugung wie zum Beispiel Fliesenlegen können auf Dauer zu Schäden führen.

Muskeln oder Mäuschen?

Der lateinische Begriff »musculus« kann auch als Mäuschen übersetzt werden. Vielleicht, weil einige Muskeln, wenn sie angespannt werden, unter der Haut wie Mäuse wirken. Wenn Sie einen Blick auf Ihre Bein- und Kniemuskulatur werfen (siehe Abb. S. 16), bietet sich jedoch hoffentlich ein anderer Anblick. Muskeln in der Größe süßer kleiner Nagetiere sind hier beim besten Willen nicht erwünscht. Es darf gerne deutlich mehr sein! Immerhin geht es darum, das größte Gelenk unseres Körpers zu bewegen, zu schützen und mit seiner Umgebung zu vernetzen.

Der vordere Oberschenkel

Der vierköpfige Oberschenkelmuskel (Musculus quadriceps femoris) ist der größte und mächtigste Muskel unseres Körpers und selbst bei zarteren Zeitgenossen verdient er nicht den Vergleich mit einem Mäuschen. Er streckt das Kniegelenk und einer seiner Anteile läuft über die Hüfte an das vordere Becken. In der Hüfte unterstützt er die Beugung. Nach unten gehen die Muskelanteile in eine der stärksten Sehnen unseres Körpers über und laufen über die Kniescheibe zu ihrem Ansatz am oberen Schienbein. Wenn Sie den Muskel in Aktion spüren wollen, setzen Sie sich aufrecht auf einen Stuhl und legen Sie Ihre Hände auf den rechten Oberschenkel. Strecken Sie nun Ihr rechtes Knie und spüren Sie, wie der Muskel anspannt.

Der hintere Oberschenkel

Auf der Schenkelrückseite finden Sie Muskeln, die das Knie beugen. Stellen Sie doch einmal im Sitzen die Ferse Ihres rechten Beins auf den Boden und berühren Sie mit den Händen die Schenkelrückseite. Drücken Sie dann Ihre Ferse rhythmisch in den Boden und spüren Sie, wie die Kniebeuger (ischiocrurale Muskeln) aktiv werden. Auch ein Teil dieser Muskeln läuft bis an das Becken und damit über die Hüfte.

Der Unterschenkel

In enger Verbindung mit dem Kniegelenk steht der Zwillingswadenmuskel (Musculus gastrocnemius). Er verläuft von der Hacke über die Kniekehle zum hinteren Oberschenkel. Sie nutzen ihn für den Zehenstand und er kann die Kniebeugung unterstützen. Wenn Sie beim Laufen den Vorfuß zuerst aufsetzen, kann er Kräfte abpuffern und so das Kniegelenk entlasten.

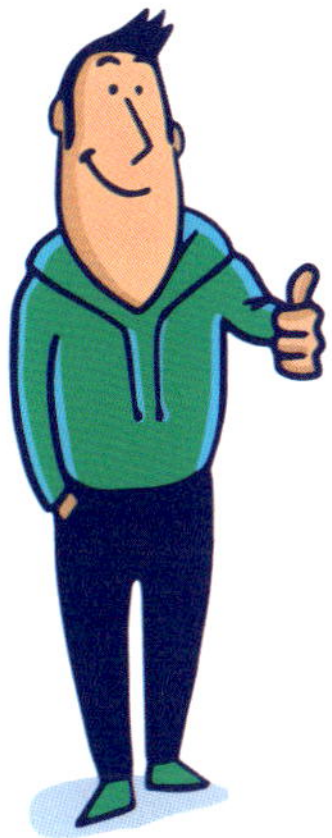

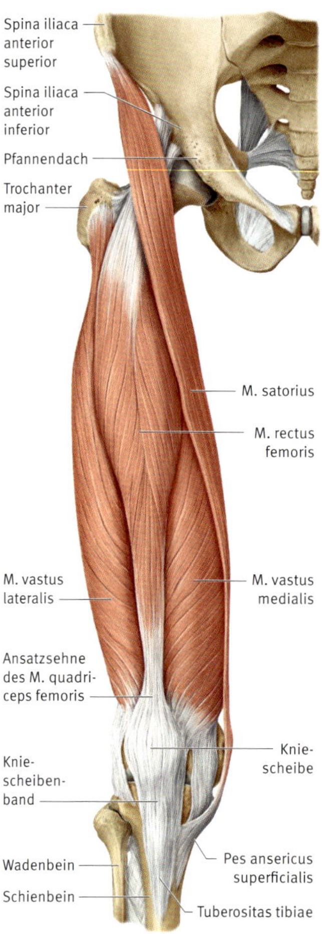

nach: Schünke M, Schulte E, Schumacher U, PROMETHEUS LernAtlas, Grafiken: Voll M, Wesker K; Thieme: 2018

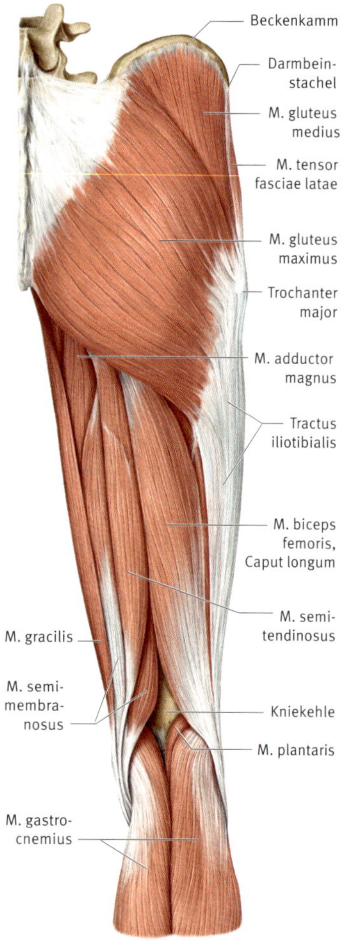

nach: Schünke M, Schulte E, Schumacher U, PROMETHEUS LernAtlas, Grafiken: Voll M, Wesker K; Thieme: 2018

Unsere Bein- und Kniemuskulatur

Warum Training für die Knie?

Wie schon erwähnt leidet eine Vielzahl von Menschen im Laufe ihres Lebens unter Knieschmerzen oder -verletzungen. Dabei zeigt sich immer wieder das gleiche Muster: Das Risiko für Verletzungen sinkt mit besserem Trainingszustand und genauso verhält es sich auffällig oft auch mit Schmerzen.

Vielleicht denken Sie jetzt: »Mein Arzt hat mir aber gesagt, dass ich Arthrose habe und mein Gelenk verschlissen ist!« Das ist keine Diagnose, auf der Sie sich ausruhen können, tut mir leid. Dann müssen Sie erst recht trainieren! Es gibt jede Menge Menschen, die schon ab ihrem dreißigsten Lebensjahr teilweise deutliche Verschleißerscheinungen an den Knien zeigen, ohne Schmerzen zu haben. Meist ist es gar nicht das Gelenk selber, das schmerzt, sondern die umliegenden Muskeln und Faszien. Und die sprechen hervorragend auf gezieltes und gut dosiertes Training an. Die großen Vorteile solcher Aktivitäten: Schon die Bewegung lindert Schmerz, weil die Nerven durch die Aktivität neue Reize erfahren und sich »auf etwas anderes konzentrieren müssen«. Die Durchblutung und damit die Nährstoffversorgung verbessern sich. Das fördert die Regeneration und kleine Schäden können repariert werden. Ihre Gelenke werden wieder belastbarer, weil starke und geschmeidige Muskeln und Faszien sie besser schützen. Die Gefahr von Fehlbelastungen nimmt deutlich ab.

Eine Frage der richtigen Einstellung

Gelenke sind so geformt, dass sie unter natürlichen Belastungen perfekt funktionieren. Dafür müssen die umliegenden Muskeln und Bänder auch im richtigen Zustand sein. Dieser wird durch ein vielseitiges und regelmäßiges Bewegungsverhalten hergestellt bzw. erhalten.

Da liegt das Problem. Unser Körper ist für Bewegung geschaffen, er bekommt sie aber kaum noch von uns. Gehören Sie zu den Menschen, die ein Zoobesuch traurig macht, weil die armen Tiere eingesperrt sind? Oder denken Sie beim Einkauf mitleidsvoll an arme Legehennen, die auf kleinstem Raum gehalten werden? Dann gönnen Sie sich und Ihren Mitmenschen an dieser Stelle doch auch mal eine kleine Portion Mitgefühl. Denken Sie daran, wie Menschen früher die Natur durchstreiften, um Nahrung zu finden oder ein Tier zu jagen. Da wurden viele Kilometer gegangen oder gelaufen. Es wurde sich nach Kräutern gebückt und nach Beeren gestreckt.

Heute werden Menschen in Großraumbüros gepfercht und auf kleinstem Raum gehalten, um stundenlang vor ihren Rechnern zu sitzen. Anstatt 12 bis 20 Kilometer wie früher legen moderne Menschen mitunter nur noch zwei Kilometer am Tag zurück. Durch Bewegungsmangel und den täglichen Stress verspannen sich Muskeln und Faszien. Schon diese Anspannungen können starke Schmerzen verursachen. Hinzu kommt, dass die verkürzte Muskulatur unsere Gelenke in Fehlstellungen zwingen kann. Stehen die Gelenkpartner nicht mehr so zueinander, wie es vorgesehen ist, ist das, als sei bei einem Auto das Fahrgestell verzogen. Die Reifen werden nicht mehr schön gleichmäßig belastet und nutzen sich in bestimmten Bereichen viel schneller und stärker ab als geplant.

Wenn bei Ihren Artgenossen oder Ihnen selber das Fahrgestell verzogen ist, die Beine also nicht mehr auf gewünschte Art belastet werden, können Sie das oft an ungleichmäßig abgelaufenen Schuhsohlen sehen. Glücklicherweise können Sie die richtige Haltung Ihrer Beine durch das Trainingsprogramm in diesem Buch wiederherstellen.

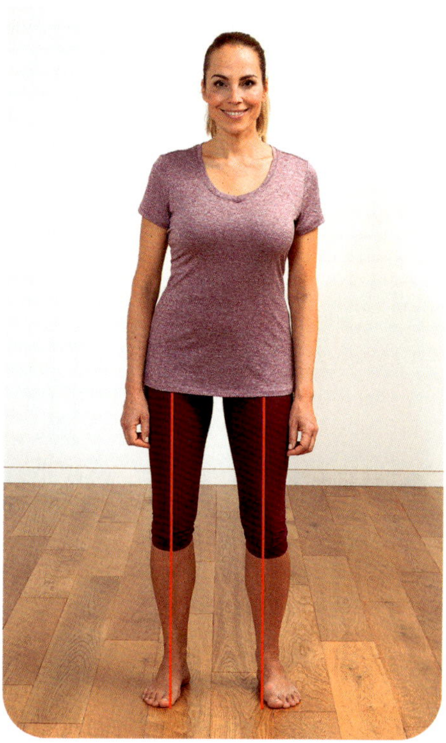

Gesunde Beinhaltung im Stand

Idealerweise stehen die Knie unter den Hüften und über den Füßen (siehe Abb. Seite 18). Die Knie befinden sich in leichter Beugung, die Füße zeigen etwas nach außen. Weichen die Knie nach innen ab, spricht man vom X-Bein. Hierbei werden die seitlichen Knorpelflächen und der Außenmeniskus stärker belastet. Beim O-Bein stehen die Knie zu weit außen. Es kommt zur Überlastung der mittigen Knorpelflächen und des Innenmeniskus. Die beiden Fehlstellungen können unter anderem durch Fußprobleme oder Muskelverspannungen ausgelöst werden. Bei den Übungen in diesem Buch werden Sie immer wieder aufgefordert, auf die Beinachse zu achten, d. h., das Knie sauber über dem Fuß auszurichten. Denken Sie immer daran!

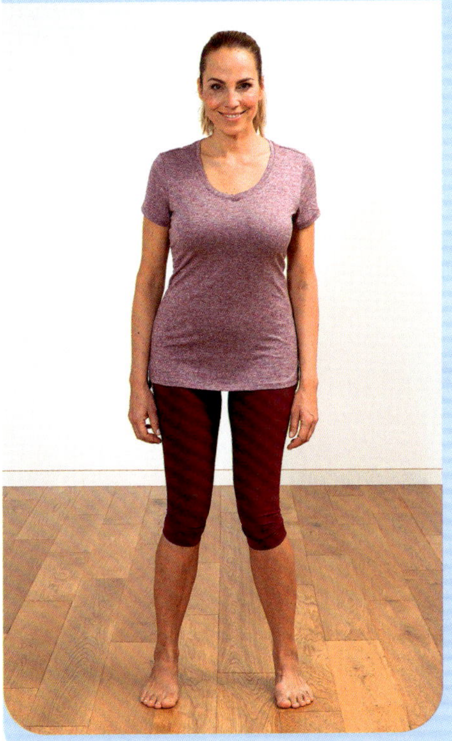

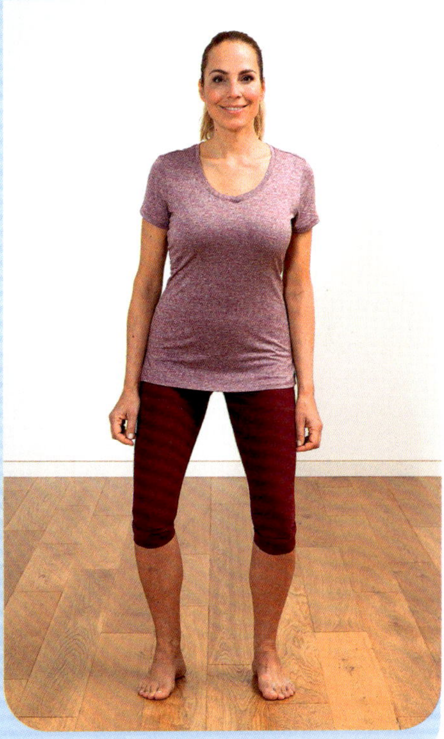

Das richtige Maß finden

Damit die Knie ihren vielfältigen Aufgaben gerecht werden können, ohne zu früh zu verschleißen, müssen Sie ein gutes Gespür für Ihre Beine entwickeln. Ein solches Feingefühl entsteht durch regelmäßige und vor allem bewusste Bewegung – ein absoluter Luxus in einer Zeit, die von Ablenkung und Schnelllebigkeit geprägt ist. Termin- und Leistungsdruck übertragen sich zunehmend vom beruflichen ins private Leben und beeinflussen auch unsere Freizeitgestaltung. Unter den bewegungsfreudigen Menschen findet man immer mehr, die großen sportlichen Zielen nachjagen und dabei ihren Körper überlasten. Sie können sich sehr gut zu Höchstleistungen motivieren, nehmen aber Schmerzgrenzen nicht gut wahr. Die Vielsitzer und Bewegungsmuffel wiederum verlieren immer mehr ihre körperliche Belastbarkeit und sind schon bei kleinen körperlichen Anstrengungen überfordert. Der schlechte Trainingszustand führt dazu, dass sie schnell ermüden und sich leichter verletzen.

Beide Gruppen müssen Körperbewusstsein entwickeln und lernen, das richtige Maß zu finden. Deshalb enthält dieses Buch einen Test, mit dem Sie Ihre aktuelle Belastbarkeit ermitteln können. Danach wählen Sie Ihr Übungsprogramm aus und bringen Ihre Beine auf Vordermann. Bitte führen Sie alle Bewegungen sehr achtsam und konzentriert aus. Ihr Bewegungsbewusstsein ist genauso wichtig wie der Trainingsplan. Sollten Sie sich bei irgendeiner Übung unbehaglich fühlen, machen Sie die Bewegung kleiner und langsamer. Das hilft, Grenzen besser wahrzunehmen.

Wohin soll es gehen?

Was möchten Sie mit Ihrem Training erreichen? Soll es ein Marathon sein, eine schöne ausgedehnte Bergtour mit dem Fahrrad, ein Spaziergang oder reicht es Ihnen schon, wenn Sie wieder schwungvoll eine Treppe steigen können? Nehmen Sie sich ein wenig Zeit und werden Sie sich Ihres Zieles bewusst. Notieren Sie es auf einem Zettel und hängen Sie diesen gut sichtbar auf. Formulieren Sie klar, positiv, messbar und terminiert. Zum Beispiel: In drei Monaten möchte ich 15 km am Stück wandern können. Sie können auch Alltagsbewegungen als Ziel formulieren. Vielleicht möchten Sie sich wieder im Stehen die Füße einseifen können. Führen Sie Ihren Fuß so weit wie möglich nach oben und registrieren Sie, auf welcher Höhe des anderen Beines die Bewegung endet. Testen Sie diese Bewegung regelmäßig nach Ihren Trainingseinheiten und belohnen Sie sich auch für kleine Erfolge.

Ein Erfolg ist es auch, wenn Sie regelmäßig trainieren. Dokumentieren Sie diesen Eifer im Trainingstagebuch (Seite 98) und gönnen Sie sich ganz bewusst etwas, wenn Sie fleißig waren.

Wagen Sie den Schritt vor die Kamera

Ergänzen Sie das Trainingstagebuch (Seite 98) gerne mit Fotos oder Videos, die Sie mit Ihrem Handy machen. Diese Art der Dokumentation nutze ich auch in meiner Praxis sehr gerne. Stellen Sie entweder das Handy in ein Stativ oder bitten Sie jemanden, das Video für Sie aufzunehmen. Nehmen Sie die Bewegung einmal von vorne und einmal von der Seite auf. Idealerweise stehen Sie vor einem weißen oder neutralen Hintergrund. Schauen Sie sich das Video an und beurteilen Sie folgende Aspekte:

- Wie weit geht die Bewegung?
- Ist sie spontan und flüssig?
- Wirke ich in der Bewegung sicher?
- Wie verhält sich der Rest des Körpers?

Manche Übungen haben einen Soforteffekt, andere entfalten ihre Wirkung erst nach einigen Wochen. Wiederholen Sie die Filmaufnahmen solcher Übungen alle vier bis sechs Wochen, um die Entwicklung sichtbar zu machen. Achten Sie bitte bei den Wiederholungsaufnahmen darauf, dass die Umstände genau so wie bei den Ursprungsaufnahmen sind. Tragen Sie die gleiche Kleidung, stehen Sie an derselben Stelle und nutzen Sie immer den gleichen Kameraabstand. Bestimmt werden Ihre Knie schon nach einiger Zeit bereit für oscarreife Leistungen sein. Viel Spaß!

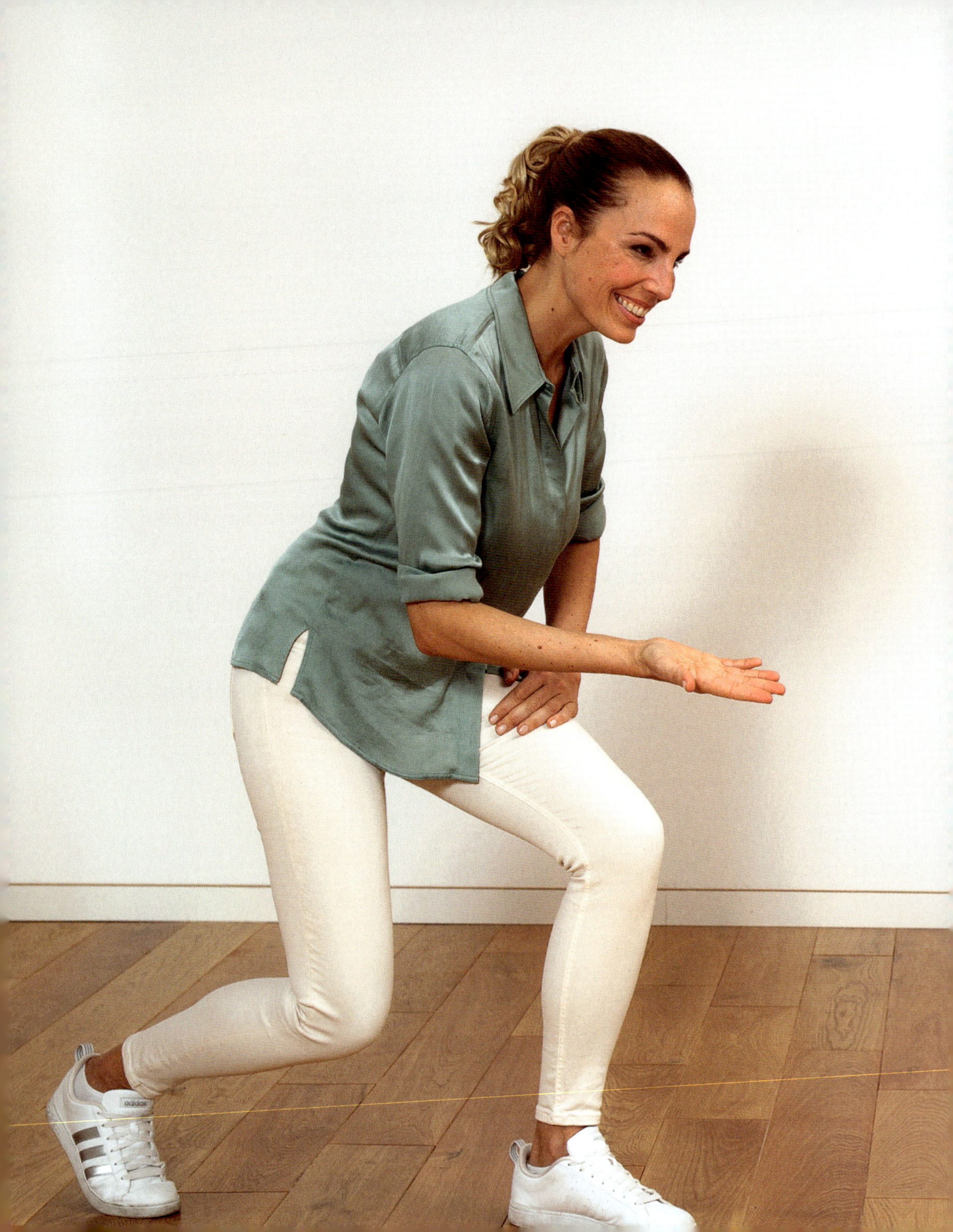

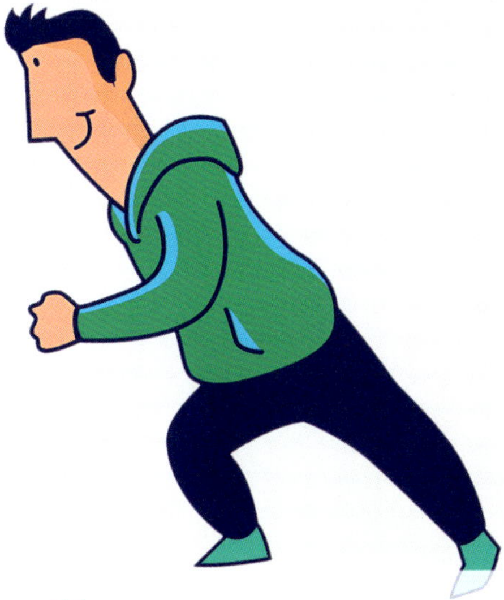

Die Übungsprogramme

Jetzt geht es los – sind Sie so weit? Ein kleiner Test, und schon sind Sie auf dem besten Weg zu starken Knien.

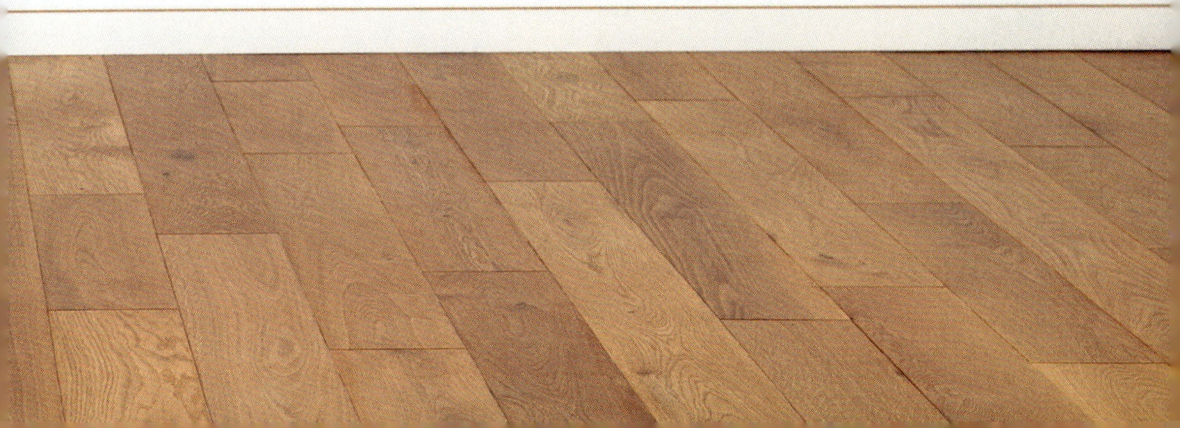

Wie fit sind Ihre Knie?

Grün, Gelb oder Rot? Das ist hier die Frage! Stellen Sie sich einem kleinen Test und starten Sie dann mit dem richtigen Programm voll durch.

Der folgende Test unterstützt Sie dabei, Ihren Trainingszustand besser einzuschätzen und das richtige Programm nach dem Ampelsystem auszuwählen. Führen Sie von jeder Übung so viele Wiederholungen wie möglich durch. Beenden Sie die Übung, wenn Ihnen eine korrekte Ausführung nicht mehr möglich ist. Notieren Sie die Wiederholungszahl in der Tabelle (Seite 27). Testen Sie stets beide Beine.

Einbein-Kniebeuge 1

Darum geht es: Gesäß- und Oberschenkelmuskeln sind gefragt! Eine saubere Übungsausführung ist wichtig.

Ausgangsposition: Sie stehen hinter einem Stuhl und legen Ihre Hände auf die Rückenlehne. Ein Bein ist leicht angehoben.

Ausführung: Senken Sie sich mit dem Standbein in eine Kniebeuge von 60 Grad. Dabei bleibt das Knie sauber über dem Fuß. Vermeiden Sie Ausweichbewegungen in Richtung eines X- oder O-Beines! Halten Sie den Oberkörper aufrecht. Strecken Sie das Bein wieder.

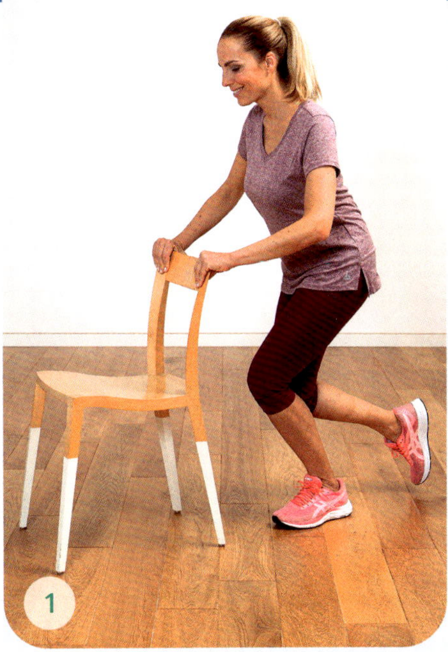

1

Beinabspreizer ❷

Darum geht es: Die Hüftmuskulatur aktiviert die seitliche Schenkelfaszie und gibt so den Knien Stabilität von außen.

Ausgangsposition: Sie liegen in Seitlage auf einer Matte. Das untere Bein ist in Knie und Hüfte 90 Grad gebeugt, das obere gestreckt. Der untere Arm liegt unter dem Kopf, der obere stützt vor dem Körper und gibt so mehr Sicherheit. Der Bauchnabel wird sanft eingezogen, ohne eine tiefe Atmung zu verhindern. Kopf, Becken und Fußknöchel des oberen Beines bilden eine Linie. Die Fußspitze ist angezogen.

Ausführung: Sie heben das gestreckte Bein nach oben und lassen es wieder sinken, ohne es abzulegen. Die Bewegung soll nur in der Hüftregion stattfinden. Der Rücken bleibt schön stabil.

Beckenheber ❸

Darum geht es: Die hinteren Schenkelmuskeln müssen zusammen mit dem Gesäß ordentlich arbeiten. Im gestreckten Bein wird die vordere Oberschenkelmuskulatur aktiviert.

Ausgangsposition: Sie befinden sich in Rückenlage. Ein Bein ist gebeugt und aufgestellt, das andere liegt gestreckt auf dem Fußboden. Die Arme liegen neben dem Oberkörper.

Ausführung: Sie heben Ihr Becken langsam vom Boden ab, bis Oberkörper, Hüfte und Knie eine Linie bilden. Das gestreckte Bein wird mit angehoben und verlängert diese Linie. Sie senken das Becken wieder bis kurz vor den Boden und heben es dann wieder an. Führen Sie die Bewegung langsam und fließend in ruhigem Atemrhythmus durch. Atmen Sie während der Beckenhebung aus.

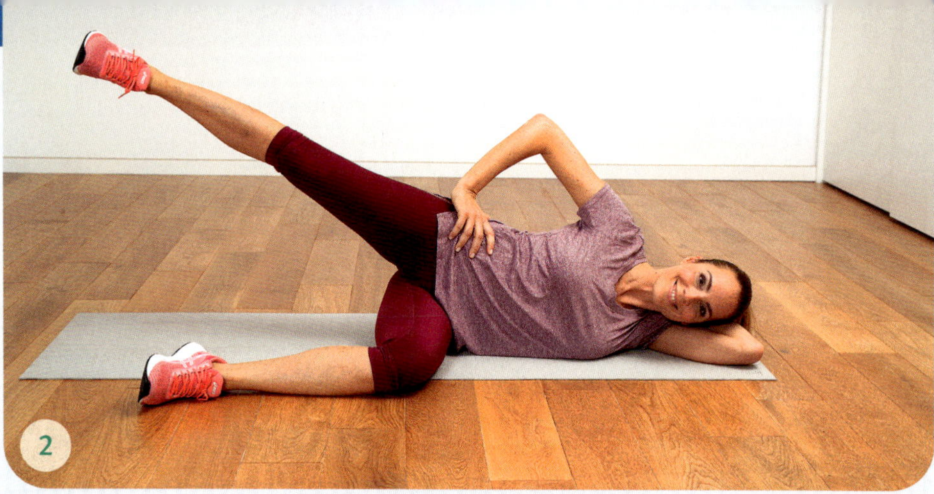

2

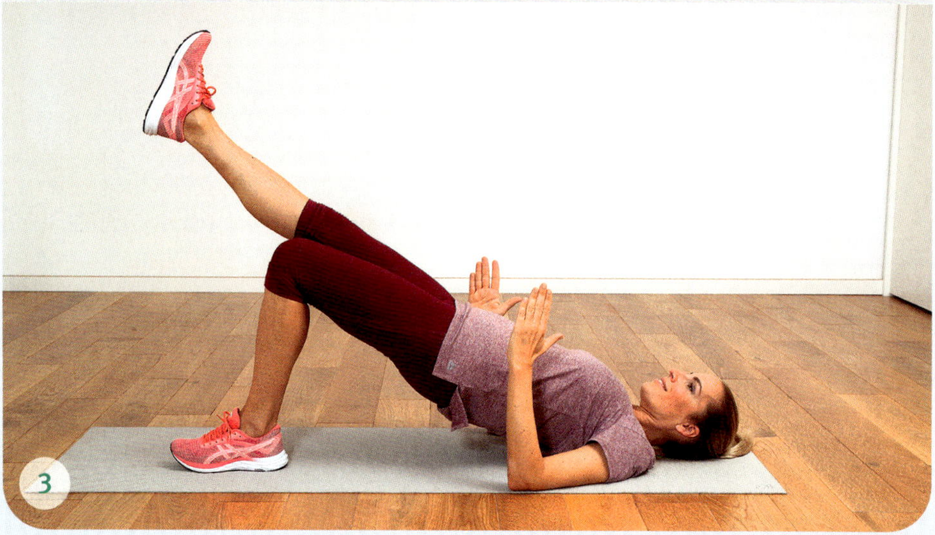

3

Auswertung des Tests

Sehen Sie in der Tabelle nach, ob Sie die für Ihr Alter geforderten Wiederholungszahlen erreicht haben. Falls ja, tragen Sie sich für die Übung einen Punkt ein. Bei Einbein-Kniebeuge und Beckenheber gilt die Zahl nur als erreicht, wenn beide Beine sie schaffen. Sie richten sich hier also nach dem Schwächeren im Team. Zählen Sie die Punkte zusammen – das Ergebnis ordnet Sie als Einsteiger, Fortgeschrittenen oder Experten ein.

Testbewegung	Frauen unter 40 Jahren	Frauen über 40 Jahren	Männer unter 40 Jahren	Männer über 40 Jahren	Erfüllt
Einbein-Kniebeuge	33	23	44	30	
Beinabspreizer	29	23	38	30	
Beckenheber	23	17	30	22	
				Summe	

Einsteiger	Fortgeschrittene	Experten
🟢 0–1	🟡 2	🔴 3

Nun können Sie in dem entsprechenden Programm starten. Trainieren Sie 2–3 Mal wöchentlich und steigern Sie ggf. die Wiederholungen bis zur vollen Erschöpfung Ihrer Muskulatur. Ihre Fortschritte können Sie im Trainingstagebuch (Seite 98) notieren. Wiederholen Sie den Test nach acht Wochen oder früher, wenn Ihnen die Übungen inzwischen leicht fallen bzw. Sie sehr viele Wiederholungen schaffen. Wenn Sie im Test eine höhere Punktzahl erreichen, geht es weiter zum nächsthöheren Programm.

Im grünen Teil finden Sie einige Übungen, die verspannte Muskeln und Faszien lockern. Sie können diese auch wunderbar nach einem Spaziergang oder einem Lauftraining durchführen. Die Übungen des gelben Programms zielen zunehmend auf die Kräftigung der Muskeln ab, die unsere Knie umgeben und schützen. Außerdem sind mehr Geschicklichkeit und Konzentration gefragt. Das rote Programm verlangt Ihnen viel Koordination und Kraft ab und die Bewegungen fordern den gesamten Körper heraus. Sie können auch in den höheren Programmen gerne weiterhin auf die Dehnungsübungen des grünen Teils zurückgreifen.

Achten Sie grundsätzlich auf eine saubere und kontrollierte Bewegungsausführung. Wann immer Sie bei irgendeiner Übung Unbehagen empfinden, gilt das Motto: »Die Bewegung kleiner und langsamer durchführen!« Bleibt das ungute Gefühl, entscheiden Sie sich vorerst gegen diese Übung und probieren Sie zu einem späteren Zeitpunkt nochmals aus.

Übungsprogramm Einsteiger

Wenn Sie derzeit auf etwas zittrigen Knien durchs Leben gehen, sind Sie hier richtig. Freuen Sie sich auf einen entspannten Einstieg in ein neues Kniegefühl!

Endlich geht es los! Sie haben einiges über Ihre Knie erfahren und können jetzt aktiv werden. In diesem Teil des Buches finden Sie Übungen, die die Grundlage für weitere Trainingserfolge sind.

Endlich schmerzfrei!

Die ersten Übungen sind Balsam für überlastete Knie. Sie werden lernen, wie Sie mit ganz einfachen Übungen Verspannungen lösen und die Durchblutung verbessern. Solche Übungen dürfen gerne täglich gemacht werden. Auf dem Bürostuhl ein wenig pendeln oder schnell mal im Zug aufstehen und etwas Wadenpower aufbauen geht immer. Lassen Sie sich dabei nicht von irritierten Blicken Ihrer Mitmenschen stören!

Schmerz kann die nachdrückliche Art sein, in der unser Körper Bewegungshunger ausdrückt. Sie werden mit zunehmender Erfahrung feststellen, dass beginnende Schmerzen mit Bewegung aufgelöst werden können. Gönnen Sie den

Knien zwischendurch gerne eine Extraportion Bewegung.

Wann und wie?

Es ist klasse, wenn Sie die leichten Übungen, so oft es geht, in Ihren Alltag einfließen lassen. Wollen Sie aber den eigenen Fleiß sichtbar machen oder ganz konkrete Ziele erreichen, nehmen Sie sich zwei bis drei feste Einheiten pro Woche vor und dokumentieren Sie diese schriftlich. Nicht alle Übungen bringen einen sofortigen Effekt. Und manche sind gerade am Anfang sehr anstrengend. Ihr Trainingstagebuch (Seite 98) wird Ihnen helfen, sich zu motivieren und am Ball zu bleiben.

Keinen Kaltstart für die Knie

Sie finden im folgenden Abschnitt Dehnungsübungen. Die sollen Ihnen helfen, verspannte Muskeln zu lösen. Um zu dehnen, müssen Sie Ihr Gelenk an die Grenze einer Bewegung bringen und die Position für einige tiefe Atemzüge halten. Damit Ihre Gelenke gut mitmachen können, ist es gut, wenn sie ordentlich geschmiert sind. »Gelenkschmiere« ist eine nährstoffreiche Flüssigkeit, die von der Gelenkkapsel abgegeben wird, wenn wir uns bewegen. Sie sorgt dafür, dass Knorpel besser übereinandergleiten und mit Nährstoffen versorgt werden. Wärmen Sie Ihre Knie daher vor den Dehnungen auf, indem Sie Ihre Beine 8–10 Minuten bewegen. Sie können auf der Stelle gehen, die Oberschenkel zum Bauch anziehen oder kleine Tänzelbewegungen (wie beim Schmetterling, Seite 80) durchführen. Oder trainieren Sie, wenn Sie von einem schönen Spaziergang nach Hause kommen.

Schön soll es sein!

Gestalten Sie die Umstände Ihrer regelmäßigen Einheiten so schön, wie es nur geht. Das haben Sie verdient, denn Sie widmen Ihren Knien gerade wertvolle Zeit. Wählen Sie einen schönen Ort in Ihrer Wohnung oder Ihrem Haus. Öffnen Sie die Vorhänge für eine gute Aussicht und legen Sie Musik auf, die Sie motiviert. Vielleicht gönnen Sie sich nach vier Wochen fleißigen Übens ein tolles, neues Trainingsoutfit. Oder trinken Sie nach jeder Einheit etwas Leckeres und spüren noch einmal ganz bewusst, wie super sich Ihre Knie nach dem Einsteigerprogramm anfühlen können.

Kniependel

» Wenn sich das Knie mal richtig entspannen muss, können Sie diese Übung zwischendurch anwenden. Der Unterschenkel hängt frei in der Luft und wird sanft hin und her gependelt.

Darum geht es: Diese Übung entlastet gestresste Knorpel. Wichtig ist, dass der Unterschenkel frei hängen kann. Das geht so wie in der Abbildung oder auch auf einem stabilen Tisch sitzend. Manche mögen es, wenn zusätzlich noch eine Gewichtsmanschette am Knöchel befestigt ist. Die sanfte Bewegung lindert Überlastungsschmerzen, Muskeln entspannen sich und der Stoffwechsel im Gelenk verbessert sich.

Ausgangsposition: sitzend auf einem Stuhl oder einem Tisch. Auf dem Stuhl müssen Sie mit beiden Händen Ihren Oberschenkel dicht am Knie umgreifen und etwas hochheben. Die Schultern bleiben tief und das Bein ruht ganz locker in den Händen oder auf der Tischplatte.

Ausführung: Pendeln Sie so sanft wie möglich den Unterschenkel vor und zurück. Der Fuß hängt locker hinab. Die Bewegungen sind sehr fein.

Häufigkeit: Diese Übung kann bei Bedarf täglich mehrmals durchgeführt werden. Pendeln Sie für ca. 90 Sekunden pro Bein.

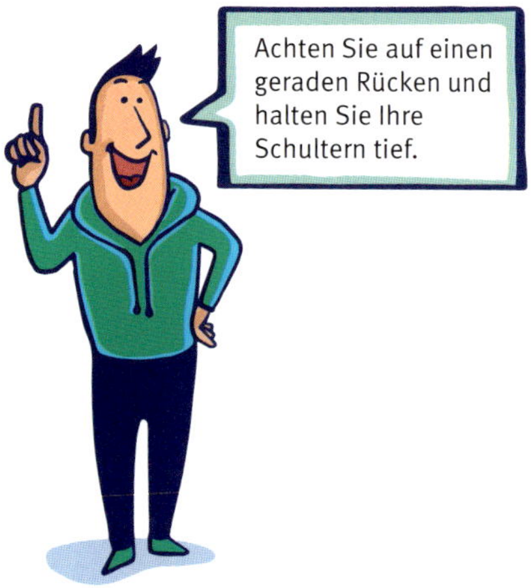
Achten Sie auf einen geraden Rücken und halten Sie Ihre Schultern tief.

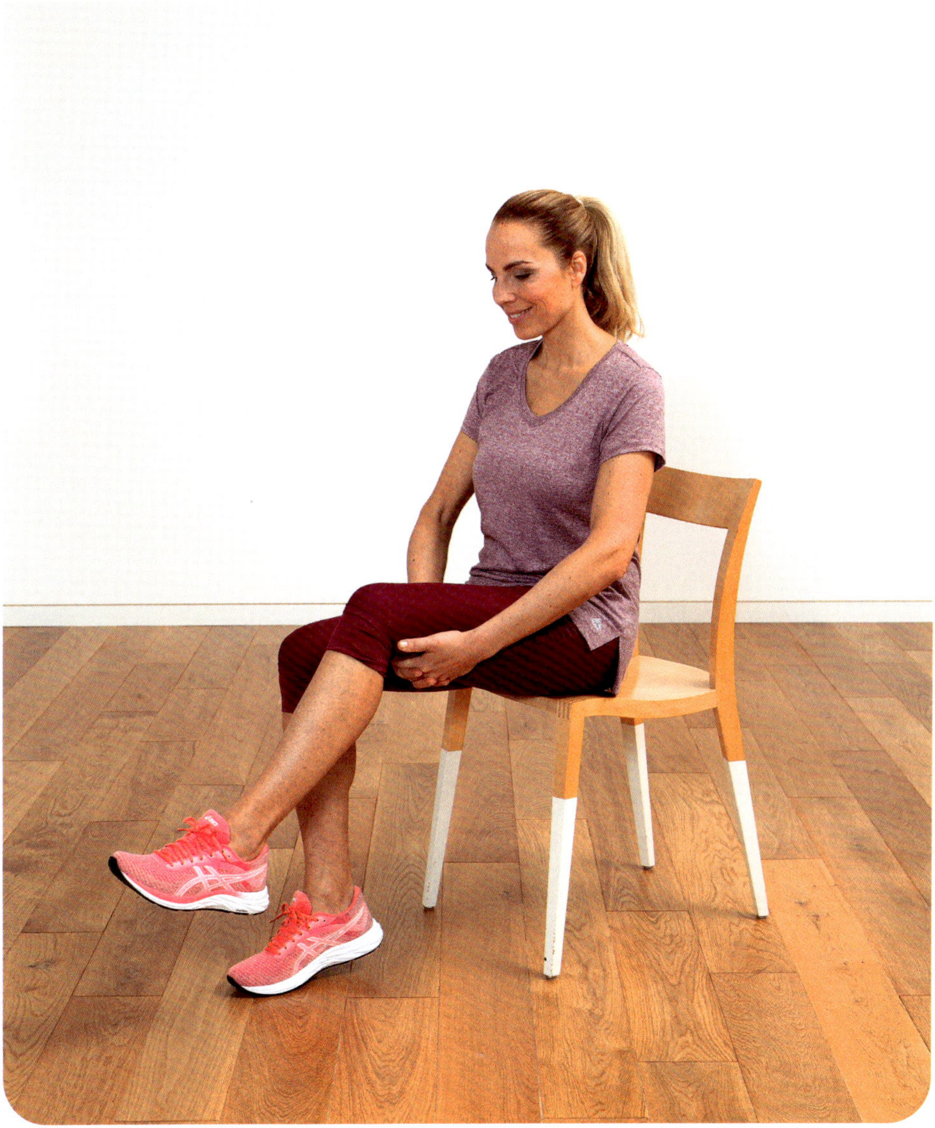

Durchgedrehte Knie

» Eine einfache Übung für zwischendurch. Wo immer Sie sitzen, können Sie Ihre Knie ganz schnell ein paarmal »durchdrehen« lassen. Gönnen Sie sich mit kleinem Aufwand großen Erfolg.

Darum geht es: In gebeugter Stellung kann der Unterschenkel etwas gegen den Oberschenkel rotieren. Es ist eine kleine, aber wichtige Bewegung. Die kleinen Drehbewegungen helfen bei großen Bewegungen super mit und unterstützen die Feinabstimmungen im Gelenk. Sie richtig auszuführen, scheint einfacher, als es in der Praxis ist. Feine Bewegungen erfordern Fingerspitzengefühl – beziehungsweise in diesem Fall Kniegefühl.

Ausgangsposition: Sie sitzen auf einem Stuhl oder Hocker. Ihre Hände ruhen auf Ihren Knien. Die Füße stehen leicht vor den Knien, sodass Sie die Fußspitzen gut beobachten können.

Ausführung: Sie heben die Fußspitzen leicht an und lassen die Fersen auf dem Fußboden stehen. Dann führen Sie die Füße so weit wie möglich nach außen ❶ und danach so weit wie möglich nach innen ❷. Die Fersen bleiben stehen. Mit Ihren Händen kontrollieren Sie zusätzlich die Stellung Ihrer Knie. Auch sie sollen genau an Ort und Stelle bleiben.

Häufigkeit: Diese Übung kann täglich durchgeführt werden. Machen Sie drei Durchgänge mit je 30 Wiederholungen nach innen und außen.

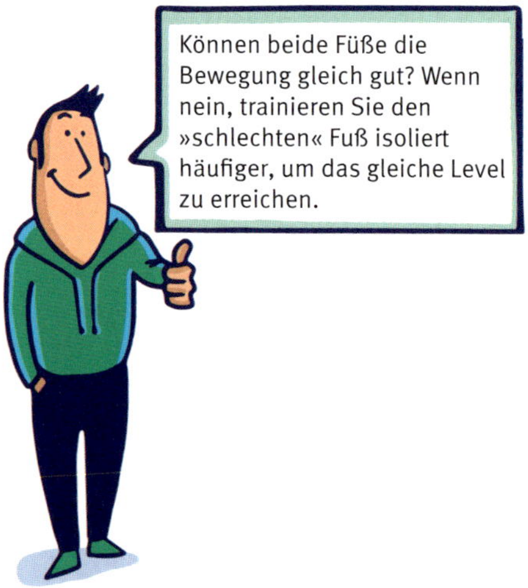
Können beide Füße die Bewegung gleich gut? Wenn nein, trainieren Sie den »schlechten« Fuß isoliert häufiger, um das gleiche Level zu erreichen.

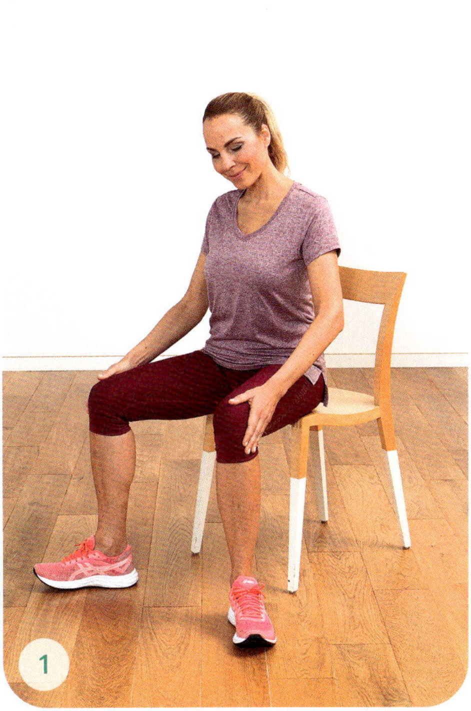
1

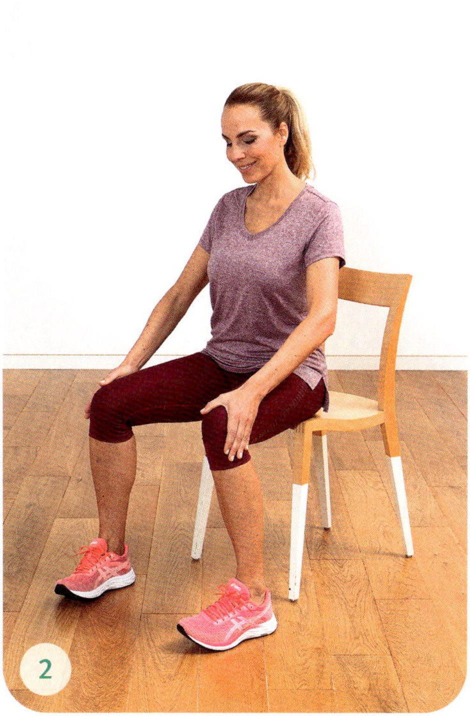
2

Faszien frei!

» Nicht alle Probleme lassen sich mit der Faszienrolle lösen. Manchmal muss kräftig und gezielt zugepackt werden, um schmerzhafte Verklebungen von Muskeln oder Faszien zu lösen. In Kombination mit entsprechenden Bewegungen steigern Sie den Effekt dieser Selbstbehandlung und fördern die Durchblutung.

Darum geht es: Kleine Verklebungen in Faszien oder Muskeln können recht unangenehm sein. Vielleicht nutzen Sie bereits eine Faszienrolle gegen Verspannungen und Verklebungen? Wenn nicht, denken Sie darüber nach, sich eine anzuschaffen. Solche Rollen können eine Wohltat sein. Doch durch eine Rollbewegung lassen sich nicht alle Verspannungen ausreichend lösen. Mehr Erfolg verspricht eine Gleit- oder Zupfbewegung.

Ausgangsposition: sitzend auf einem Stuhl oder Hocker.

Ausführung: Mit Ihren Fingern spüren Sie den Punkt auf, der sich trotz fleißigster Bemühungen mit der Faszienrolle noch nicht lösen ließ. Haken Sie sich mit zwei oder mehr Fingern an dem Punkt an, bis Sie einen deutlichen, aber angenehmen Zug spüren ❶. Dann ziehen Sie die Ferse des Beines unter den Oberschenkel ❷. Versuchen Sie weiterhin, tiefen Kontakt mit Ihren Fingern zum Punkt zu halten.

Häufigkeit: 2–3 Einheiten pro Woche; jeden Fuß 6–8 Mal unter den Schenkel ziehen, bis das Gewebe sich deutlich entspannt.

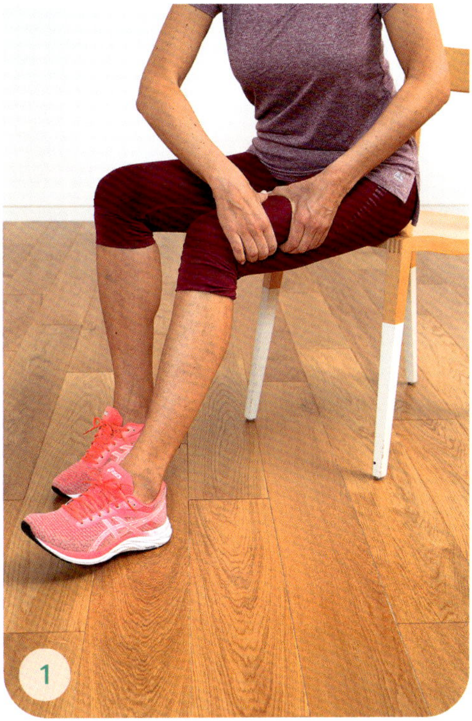

1

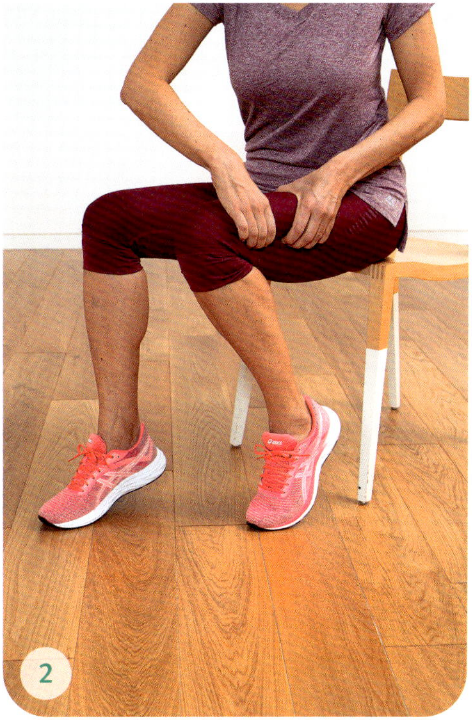

2

Adduktoren-Stretch

» Langes Sitzen mit übergeschlagenen oder aneinandergedrückten Beinen verspannt die Adduktoren, die Muskeln an der Innenseite der Oberschenkel. Im Alltag und Sport müssen diese Muskeln viel leisten und freuen sich über Entspannung.

Darum geht es: Diese sanfte Übung bietet die Gelegenheit, die Dehnung ganz bewusst zu spüren. Was Sie hier wahrnehmen, wird Ihnen bei weiteren Übungen helfen. Sie entspannen Muskeln und Faszien, die über die Knie-Innenseite laufen. Viele Bewegungen, wie z. B. im Laufsport, beim Golf oder Tennis, werden unterstützt. Im Alltag fällt es leichter, in die Kniebeuge zu gehen, um rückenschonend zu heben.

Ausgangsposition: Stand hinter einem Stuhl mit Rückenlehne. Das linke Bein wird zur Seite gestellt. Beide Füße haben sicheren Bodenkontakt.

Ausführung:

- **Variante 1 (klassisch):** Sie verlagern Ihr Gewicht zur rechten Seite, bis Sie ein leichtes Dehnungsgefühl in der linken Schenkelinnenseite verspüren (1). Atmen Sie tief und gleichmäßig 8–12 Mal durch.

- **Variante 2 (postisometrische Entspannung):** In der Dehnungsposition spannen Sie für 3–5 Sekunden die Adduktoren des linken Beines an, als wollten Sie das Bein an das rechte heranziehen; dabei bewegt es sich jedoch nicht (isometrische Anspannung)! Dann entspannen Sie und versuchen, etwas weiter in die Dehnung zu gehen. Wiederholen Sie dies 3–5 Mal.

- **Variante 3 (Winkelvariation):** Durchführung wie Variante 1. Zusätzlich verändern Sie in der Dehnung ganz sanft die Position des linken Fußes oder des Beckens (2) und versuchen so, das angenehmste Dehnungsgefühl zu finden.

Häufigkeit: 2–3 Einheiten pro Woche, 3–5 Wiederholungen pro Seite.

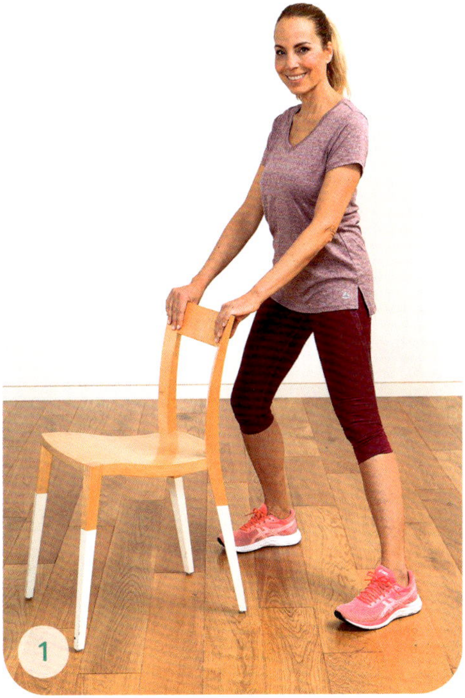
1

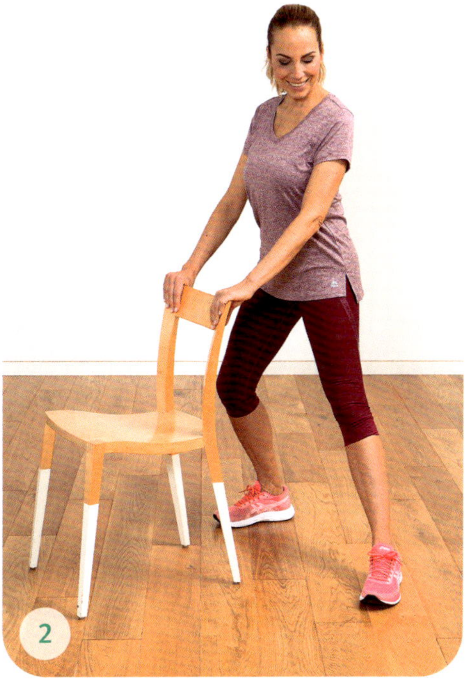
2

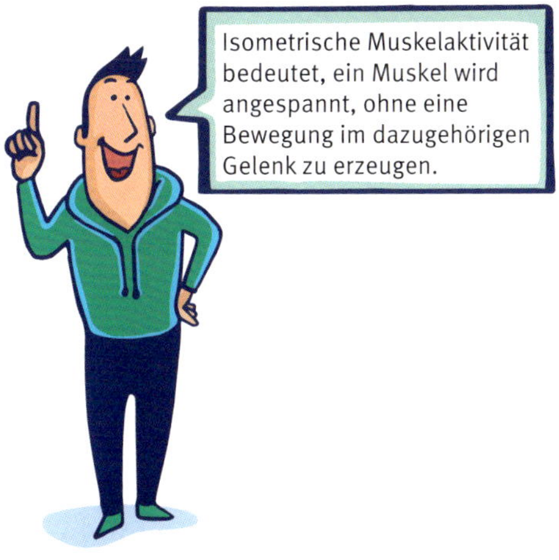
Isometrische Muskelaktivität bedeutet, ein Muskel wird angespannt, ohne eine Bewegung im dazugehörigen Gelenk zu erzeugen.

Wadenpower

» Gut trainierte Waden sehen nicht nur super aus! Sie entlasten die Knie beim Gehen und Laufen. Mit der Wadenpumpe können Sie zudem lästigen Schwellungen in den Beinen vorbeugen, die sich während längerer Sitzphasen entwickeln können.

Darum geht es: Starke Wadenmuskeln entlasten die Knie im Laufsport, weil sie wie ein zusätzlicher Puffer wirken. Während der Übung aktivieren Sie die sogenannte Venenpumpe und beugen so Krampfadern und lästigen Schwellungen vor. Auf einer Stufe oder einem Buch durchgeführt kann die Übung bei schmerzenden Achillessehnen helfen.

Ausgangsposition: hüftweiter Stand, bei Bedarf hinter einem Stuhl. Die Vorfüße befinden sich auf einem Buch oder einer Stufe. Alternativ können Sie die Übung auch auf dem flachen Boden durchführen. Die Knie sind minimal gebeugt.

Ausführung: Sie gehen langsam in den Zehenstand und achten darauf, dass alle Zehen gleichmäßig belastet werden. Dann lassen Sie sich wieder sinken. Wenn Sie die Übung auf einem Buch oder einer Stufe machen, sollten die Fersen in der abgesenkten Position unter das Niveau des Vorfußes abgesenkt werden .

Häufigkeit: 2–3 Einheiten pro Woche, 3 × 15 Wiederholungen. Bei Achillessehnenschmerz drei Einheiten täglich.

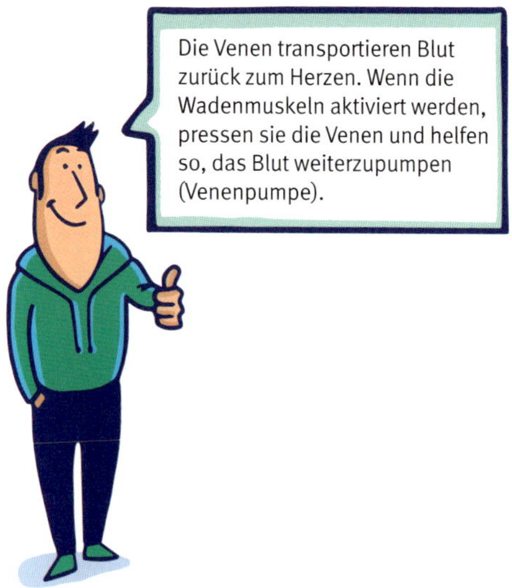
Die Venen transportieren Blut zurück zum Herzen. Wenn die Wadenmuskeln aktiviert werden, pressen sie die Venen und helfen so, das Blut weiterzupumpen (Venenpumpe).

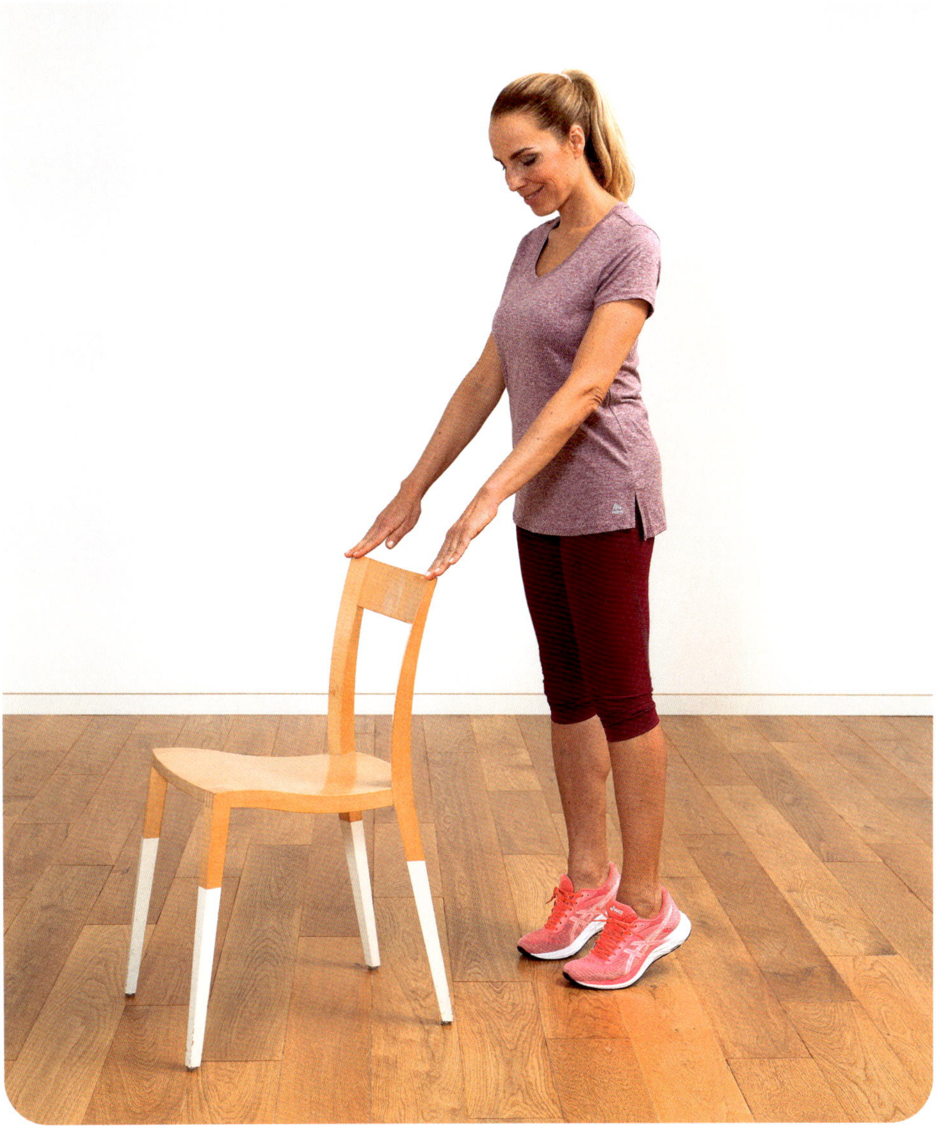

Sanfte Seitenkraft

» Diese Übung ist perfekt für zwischendurch. Sich während eines Telefonats schnell mal hinter den Bürostuhl stellen und dem Körper etwas Gutes tun – kein Problem. Einfach und effektiv, das sind zwei Eigenschaften, die diese Übung zu einem Highlight machen.

Darum geht es: Mit dieser einfachen Übung wird die Außenseite der Schenkel gestrafft. Die Hüftmuskeln bekommen eine Portion Extrakraft. Im Laufsport weiß man dies zu schätzen. Sie entlastet das Becken und den unteren Rücken. Das Laufbild verbessert sich.

Ausgangsposition: freier Stand oder hinter einem Stuhl, an dessen Rückenlehne Sie sich festhalten können. Die Fußspitze des aktiven Beins wird hochgezogen. Der quere Bauchmuskel wird sanft angespannt, indem Sie den Bauchnabel leicht einziehen, und sichert so die Körpermitte. Nehmen Sie eine schöne aufrechte Körperhaltung ein.

Ausführung: Das aktive Bein wird gestreckt zur Seite geführt. Die Bewegung findet nur mit dem Bein statt! Der Oberkörper wird schön stabil gehalten. Achten Sie darauf, dass die Schultern tief bleiben. Verlagern Sie so wenig Gewicht wie möglich auf Ihre Hände.

Häufigkeit: 2–3 Einheiten pro Woche, 3 × 15 Wiederholungen pro Seite.

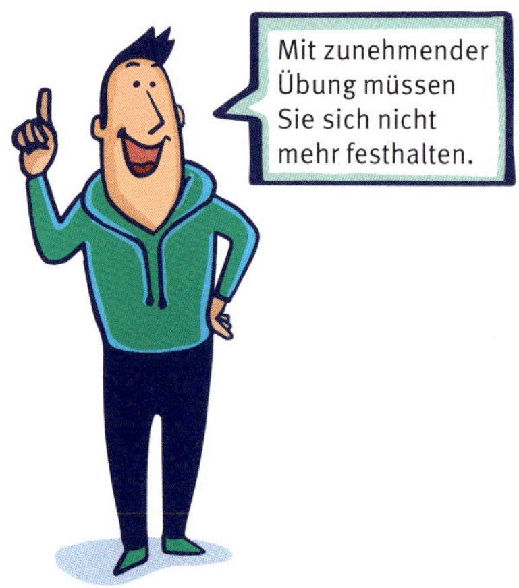

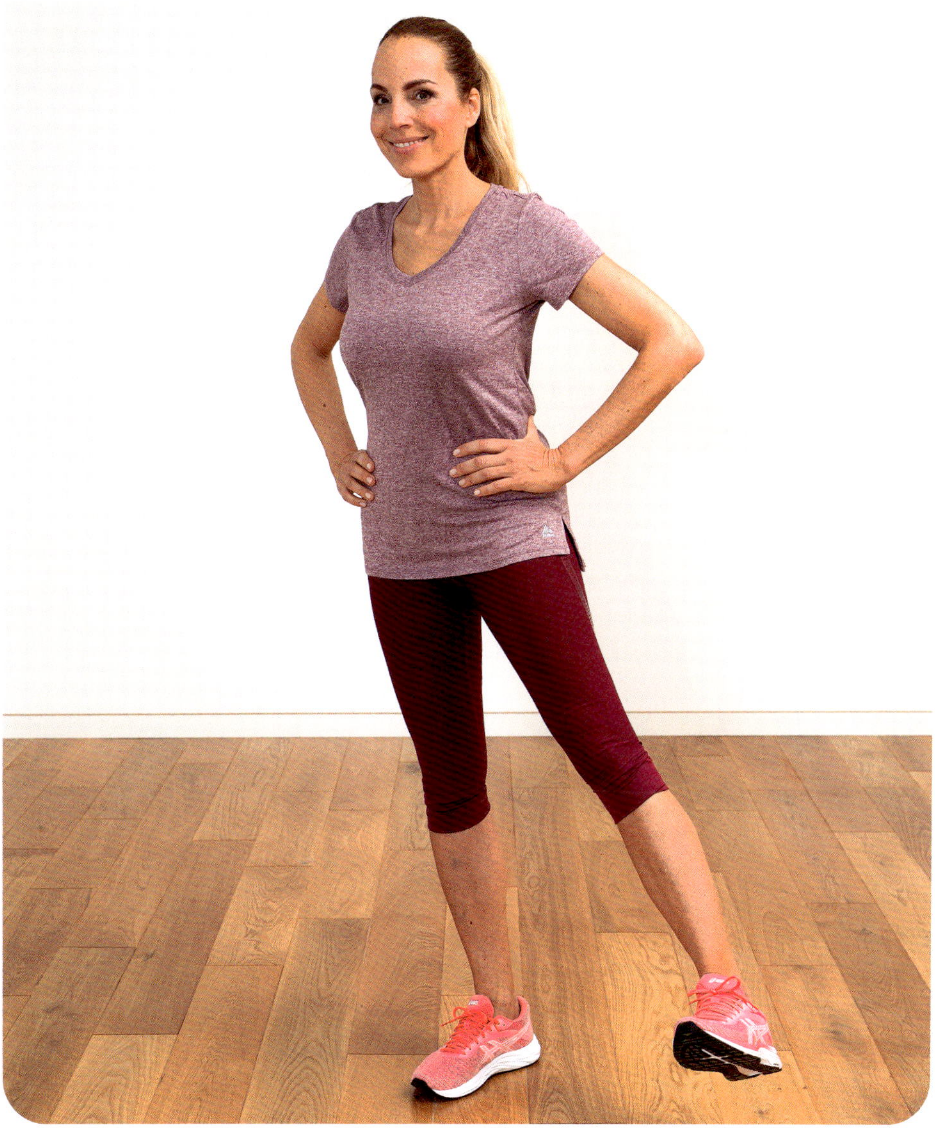

Skifahrer

» Abseits von jeder Piste können Sie Ihre Oberschenkel stärken und damit Ihre Knie schützen.

Darum geht es: Durch diese Mini-Kniebeuge trainieren Sie Ihre Schenkelstrecker. Achten Sie auf Ihre Beinachsen. Die Knie sollten über den Füßen stehen.

Ausgangsposition: aufrechter Stand. Am besten machen Sie die Übung barfuß. Die Füße stehen hüftbreit und haben einen guten Bodenkontakt. Idealerweise sehen Sie unter dem Fuß auf der Innenseite einen kleinen Bogen (das Längsgewölbe). Ihr Oberkörper ist gerade, die Arme sind leicht gebeugt und die Schultern tief.

Ausführung: Führen Sie kleine rhythmische Kniebeugen aus. Sie dürfen das Tempo mit der Zeit steigern und gerne auch etwas tiefer gehen. Achten Sie weiterhin auf eine gute Bewegungsausführung: Die Knie bleiben über den Füßen und weichen nicht zur Seite oder nach vorne oder hinten aus.

- **Stufe 1:** Ihr Körpergewicht ist gleichmäßig auf beide Beine verteilt ❶.

- **Stufe 2:** Verlagern Sie während der Bewegungen das Gewicht von einem Bein auf das andere ❷. Achten Sie dabei weiterhin auf eine saubere Beinachse.

Häufigkeit: 2–3 Einheiten pro Woche, 3 × 15 Wiederholungen.

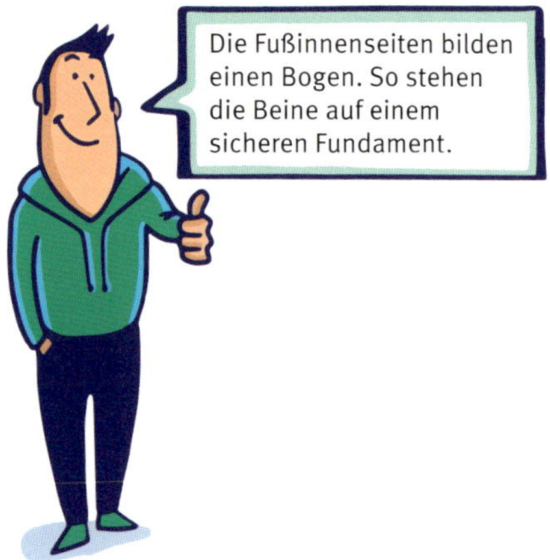
Die Fußinnenseiten bilden einen Bogen. So stehen die Beine auf einem sicheren Fundament.

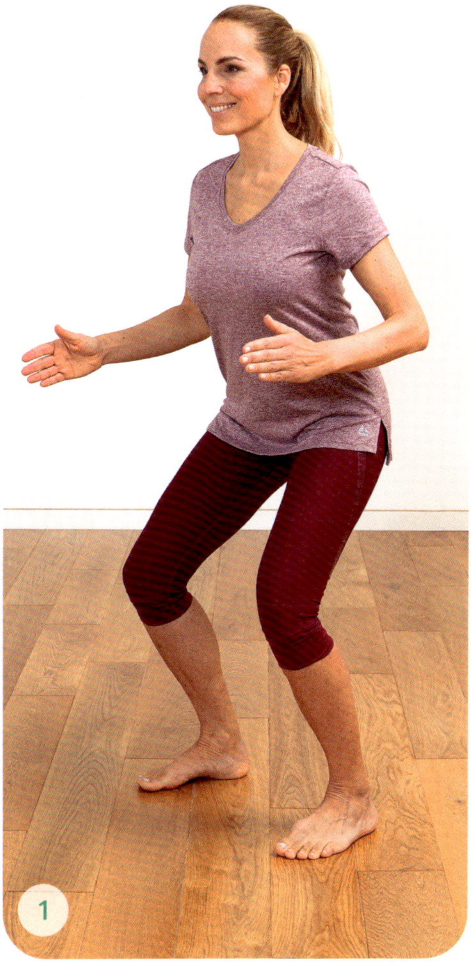
1

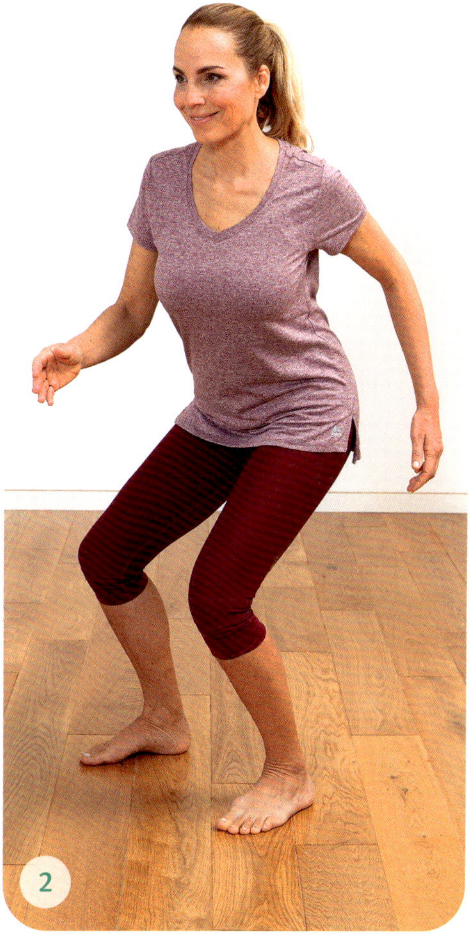
2

Dehnung Beinrückseite

» Jetzt geht es an die Rückseite der Beine – freuen Sie sich auf Entlastung verspannter Muskeln.

Darum geht es: Mit dieser Übung entspannen Sie die Rückseite Ihrer Beine und verbessern dadurch Ihr Gang- und Laufbild. Rückenschonendes Heben wird Ihnen leichter fallen und Sie entlasten Ihre Schenkel- und Wadenmuskeln nach zu langem Sitzen. Mit einer kleinen Unterlagerung des Vorfußes verstärken Sie den Effekt. Ein Ball oder eine kleine Faszienrolle können als nützliche Hilfsmittel dienen. Wenn Sie sich in dieser Dehnung gut konzentrieren, können Sie spüren, wie Rücken und Beine zusammenarbeiten.

Ausgangsposition: kleine Schrittstellung. Das rechte Bein steht vorn, der Vorfuß ist unterlagert und das Knie ist leicht gebeugt. Ihre Hände sind auf der Sitzfläche eines Stuhls abgestützt. Der Rücken darf noch etwas gerundet sein.

Ausführung: Sie strecken das rechte Knie etwas weiter, bis Sie ein angenehmes Dehnungsgefühl auf der Beinrückseite empfinden. Verstärken Sie dieses Gefühl jetzt durch eine Streckung des unteren Rückens. Stellen Sie sich vor, dass Sie Ihren Bauch in Richtung Fußboden bringen möchten. Atmen Sie in der Dehnung 8–12 Mal tief durch und spüren Sie, wie das Dehnungsgefühl langsam nachlässt.

Häufigkeit: 2–3 Einheiten pro Woche, 2–3 Mal pro Seite.

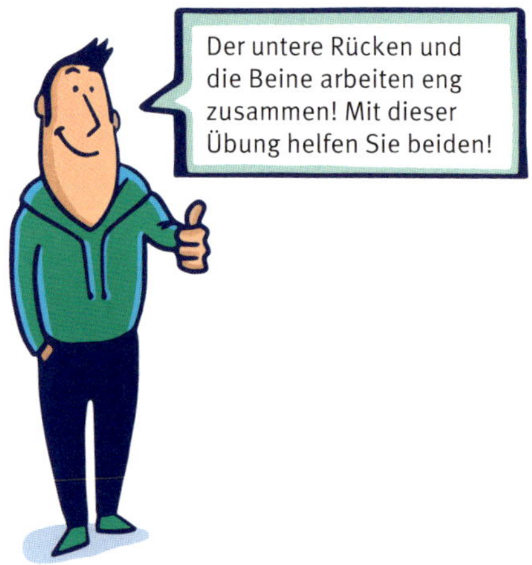
Der untere Rücken und die Beine arbeiten eng zusammen! Mit dieser Übung helfen Sie beiden!

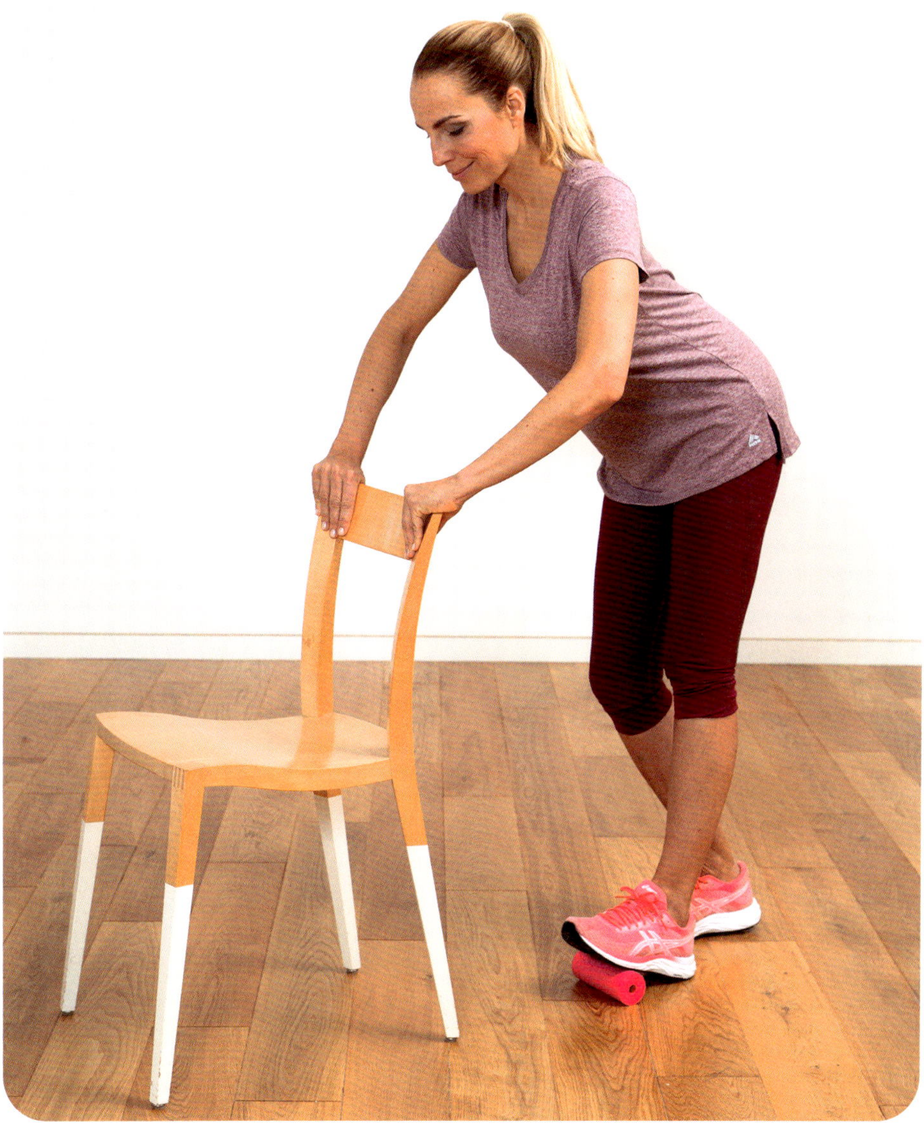

Dehnung Kniestrecker

» Entspannen Sie Ihre Schenkelstrecker und entlasten Sie dadurch Hüfte und Knie.

Darum geht es: Der Schenkelstrecker läuft über das Knie und die Hüfte. Ist er verspannt, kann das beiden unangenehm zusetzen. Durch diese Dehnungsübung wird der Schenkelstrecker angenehm entspannt.

Ausgangsposition: Sie stehen seitlich zu einem Stuhl oder Hocker mit weicher Sitzfläche. Alternativ können Sie auch ein Kissen zur Unterlagerung des Knies nutzen. So vermeiden Sie unangenehmen Druck auf die Kniescheibe. Ihr linkes Schienbein liegt auf dem Stuhl.

Ausführung: Sie greifen Ihren linken Fuß mit der linken Hand und ziehen ihn in Richtung Gesäß, bis Sie ein sanftes Dehnungsgefühl im vorderen Oberschenkel spüren. Halten Sie Grundspannung in der Bauchmuskulatur. Schieben Sie nun Ihr rechtes Knie nach vorn über den rechten Fuß. Im linken Schenkel sollte die Dehnung zunehmen. Gehen Sie so weit, bis Sie ein deutliches, aber angenehmes Dehnungsgefühl empfinden. Atmen Sie 8–12 Mal tief durch und gehen Sie dann ganz langsam in die Ausgangsposition zurück.

Häufigkeit: idealerweise täglich, 2–3 Mal pro Seite.

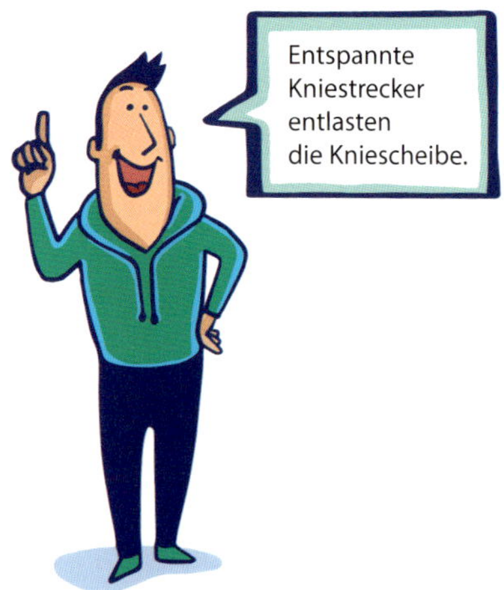

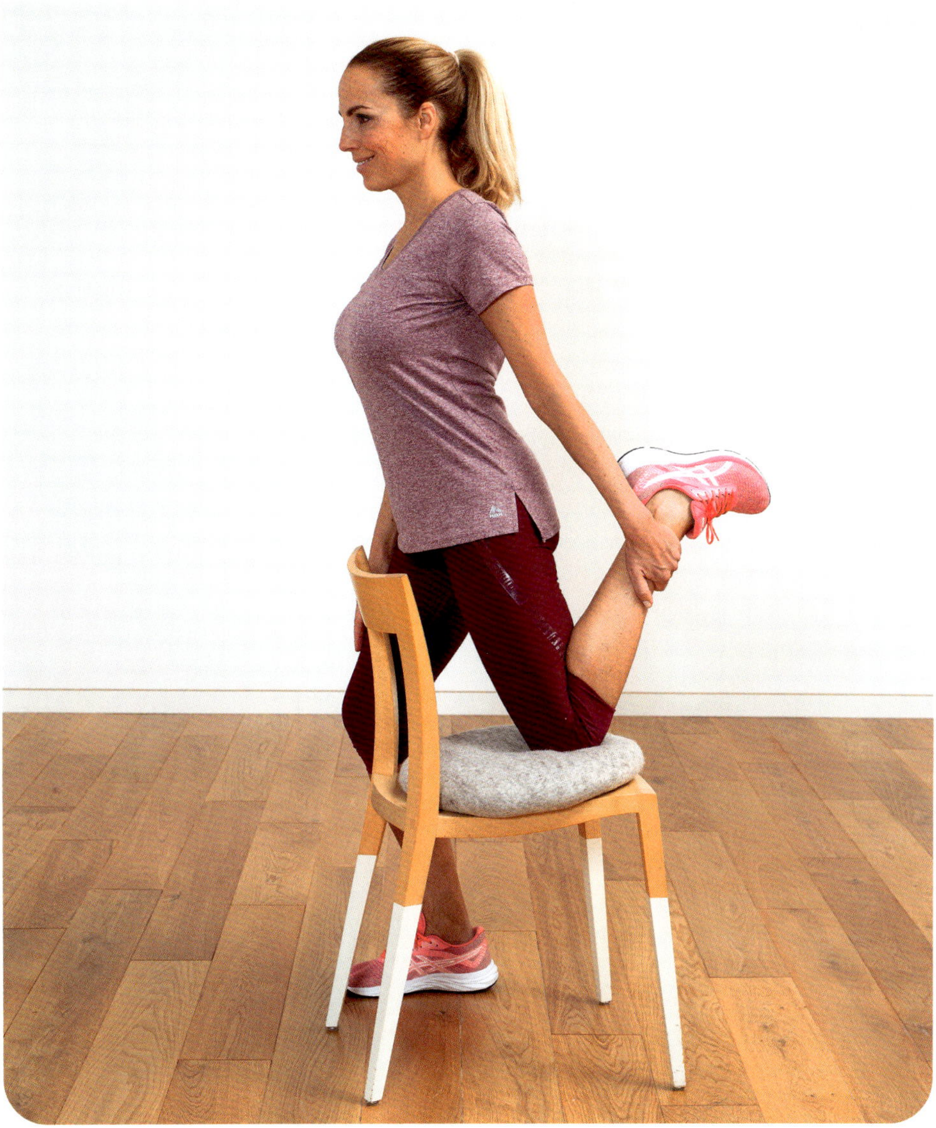

Hacke, Spitze, 1, 2, 3

» So wild wie bei einer ausgelassenen Polka geht es bei dieser Übung nicht zu, aber mit Sicherheit kommt der Spaß nicht zu kurz!

Darum geht es: Mit dem Hackengang halten Sie Ihre Sprunggelenke beweglich und strecken Ihre Knie schön durch. Im Spitzengang kräftigen Sie Ihre Wadenmuskeln und verbessern die Durchblutung Ihrer Unterschenkel. Die perfekte Übung, wenn Sie mal wieder viel zu lange sitzen mussten. Bewegliche Sprunggelenke und kräftige Waden entlasten die Knie. Bei dieser Übung bekommen Sie beides. Gleichzeitig sind Ihre Koordinationsgabe und Ihr Gleichgewichtssinn gefragt.

Ausgangsposition: Sie stehen hüftbreit auf einer freien Fläche.

Ausführung: Stellen Sie sich auf Ihre Zehenspitzen und legen Sie 12–15 Schritte in eine Richtung zurück. Dabei bleiben Sie die gesamte Zeit auf den Zehenspitzen (1). Dann drehen Sie um und verlagern Ihr Gewicht auf die Fersen. Gehen Sie im Hackengang zurück zu Ihrem Ausgangspunkt (2).

Häufigkeit: Diese Übung können Sie täglich durchführen. Legen Sie beide Strecken drei Mal zurück.

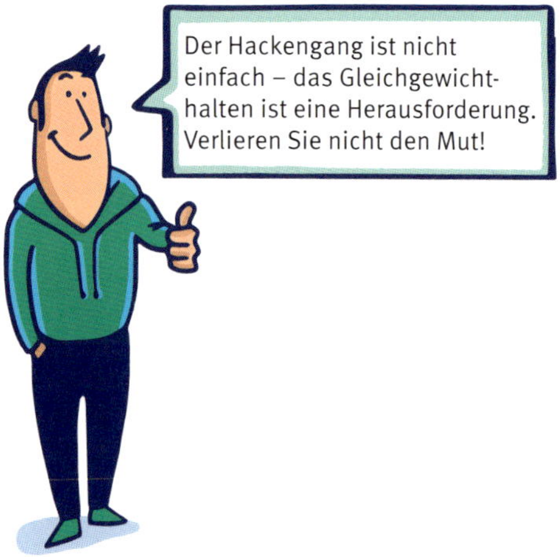
Der Hackengang ist nicht einfach – das Gleichgewichthalten ist eine Herausforderung. Verlieren Sie nicht den Mut!

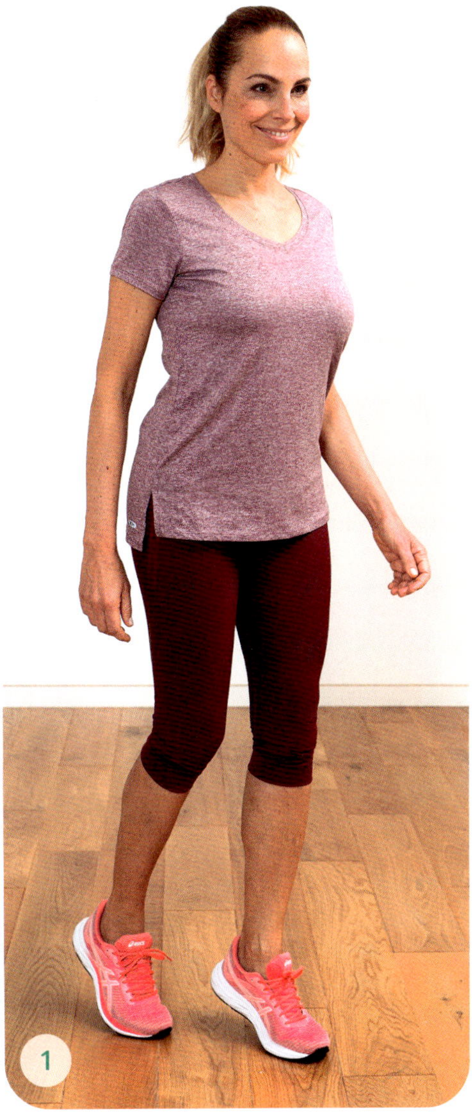

1

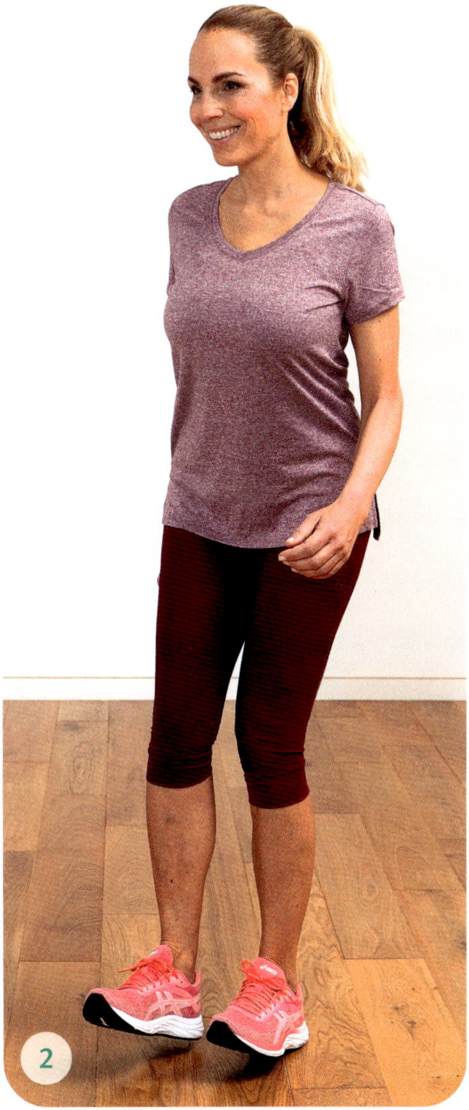

2

Fit im Büro

Schwache Knie, weil Sie viel sitzen müssen? Woher denn! Nutzen Sie dieses kleine Büroprogramm, um Ihren Beinen neue Kraft und Beweglichkeit zu verleihen.

Kleines knackiges Knieprogramm

Beginnen Sie im aufrechten Sitz an der Stuhlkante. Ihr Oberkörper ist gestreckt, die Füße stehen vor den Knien.

1. Heben Sie nun Ihr rechtes Bein an und übergeben Sie einen Stift unter dem Schenkel von der rechten Hand in die linke. Stellen Sie das Bein wieder ab und führen Sie das Ganze auch links durch. Machen Sie 20 Wiederholungen auf jeder Seite.
2. Legen Sie den Stift zurück auf den Tisch. Heben Sie nun die Beine im Wechsel an und führen Sie den Oberschenkel so dicht wie möglich an den Bauch. Bleiben Sie im Rücken gerade. Machen Sie 20 Wiederholungen auf jeder Seite.
3. Stellen Sie die Füße nun etwas hinter die Knie. Verlagern Sie den gestreckten Oberkörper nach vorne und stehen Sie vom Stuhl auf. Die Knie bleiben leicht gebeugt. Sie senken das Gesäß wieder, berühren minimal den Stuhl und stehen wieder auf. Machen Sie 12–15 Wiederholungen.
4. Sie bleiben stehen und schieben den Stuhl beiseite. Hinter sich benötigen Sie etwas Platz. Stützen Sie sich mit den Händen auf dem Tisch ab und strecken Sie Ihre Beine im Wechsel nach hinten aus. Machen Sie 20 dieser sogenannten Kickbacks pro Seite. Halten Sie Ihren Körper dabei gerade und stabil.

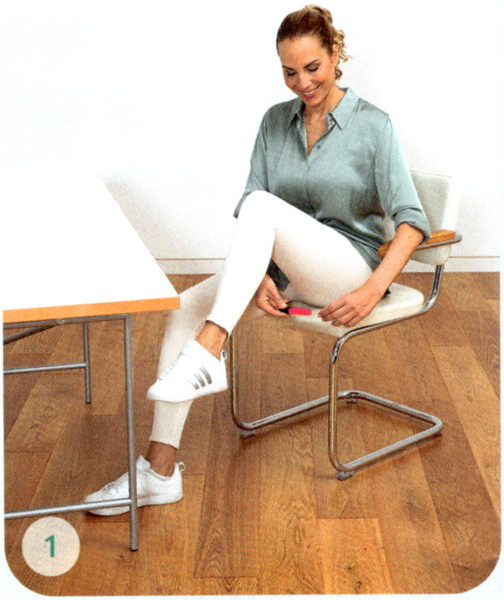
1

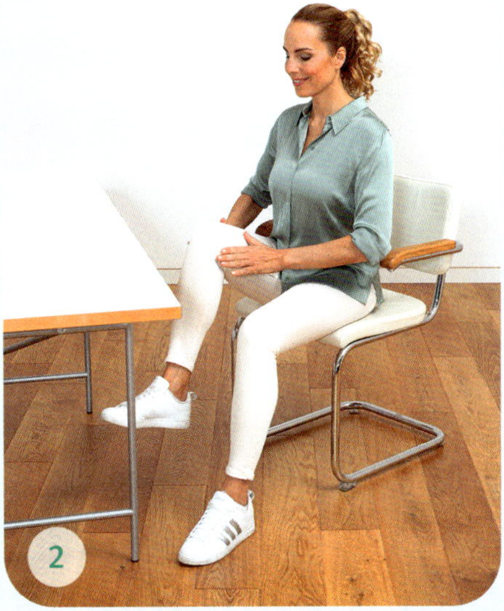
2

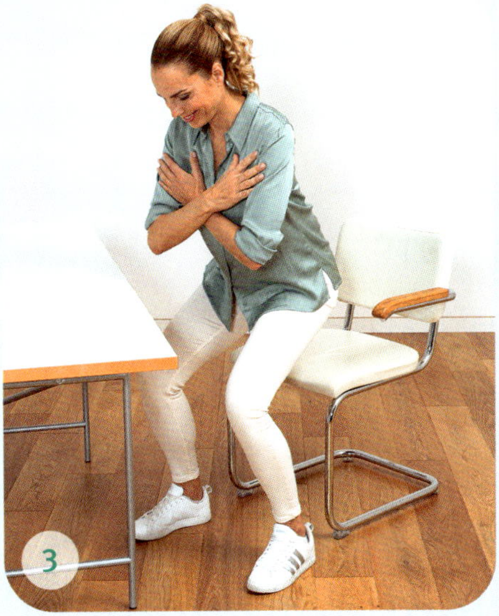
3

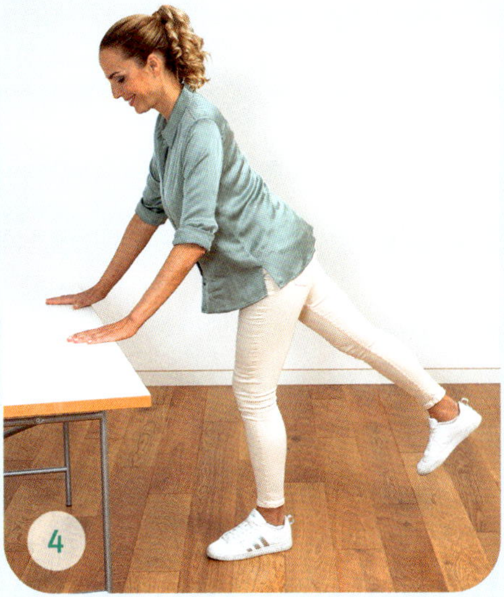
4

Frische Wadenpower

Gönnen Sie sich frische und sehr gut durchblutete Waden. Mit diesen Übungen bekommen Ihre Beine einen wohlverdienten Frischekick.

1. Setzen Sie sich aufrecht an die Stuhlkante. Die Füße stehen unter den Knien oder etwas davor. Rollen Sie beide Füße ab, bis sie nur noch mit den Zehen Bodenkontakt haben. Rollen Sie zurück und heben Sie die Vorfüße an, bis nur noch Ihre Hacken Bodenkontakt haben. Machen Sie 20–30 Wiederholungen.
2. Strecken Sie das rechte Bein aus und kreisen Sie 15 Mal mit dem Fuß nach außen und 20 Mal nach innen. Machen Sie das Gleiche mit dem linken Fuß.
3. Stellen Sie sich hin und gehen Sie 20–30 Mal in den Zehenstand. Das trainiert die Wadenpower und pumpt verbrauchtes Blut aus den Beinen.
4. Schieben Sie den Stuhl beiseite. Stützen Sie sich mit den Händen auf dem Tisch ab und gehen Sie in eine weite Schrittstellung. Strecken Sie das hintere Bein sanft, bis Sie ein wohliges Dehnungsgefühl empfinden. Verharren Sie für 8–12 tiefe Atemzüge. Lösen Sie die Position ganz langsam auf und üben Sie genauso auf der anderen Seite. Machen Sie 2–3 Durchgänge pro Seite.

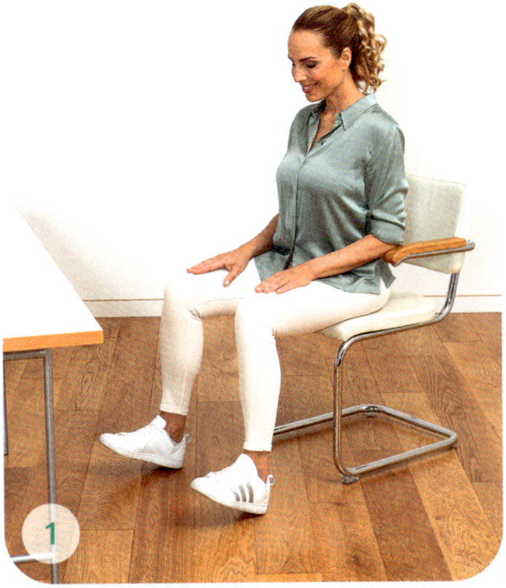
1

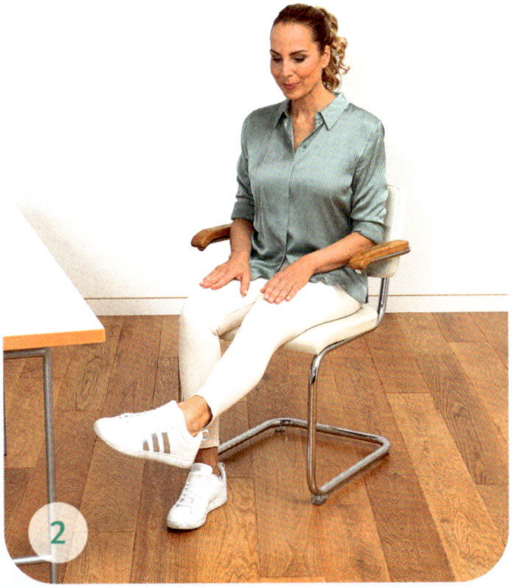
2

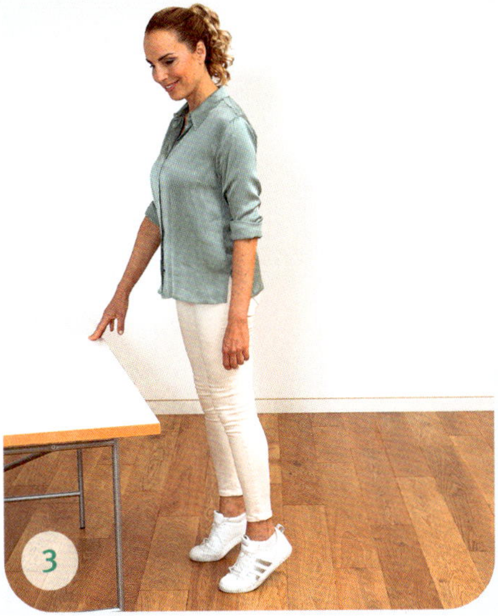
3

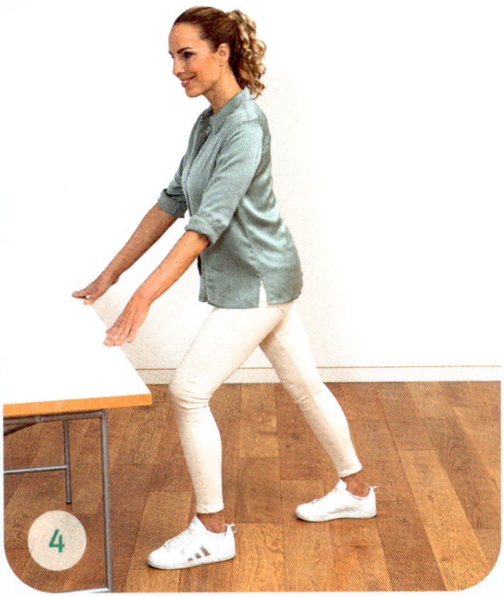
4

Übungsprogramm Fortgeschrittene

Willkommen im Kapitel für aufgeweckte Knie! Jetzt sind schon etwas mehr Kraft und Geschicklichkeit gefragt. Anspruchsvollere Übungen erfordern Ihre volle Aufmerksamkeit.

Wenn Sie sich mit diesem Teil des Buches beschäftigen, haben Sie das Einsteiger-Programm so erfolgreich absolviert, dass Ihre Knie nach neuen Aufgaben verlangen, oder Sie verfügen schon über ein solides Fundament, auf dem Sie aufbauen können. Das heißt jedoch nicht, dass die Übungen im grünen Teil nichts mehr für Sie sind. Die Übungen zur Entspannung von Muskeln und Faszien dürfen Sie dauerhaft begleiten. Ihr Training stützt sich so auf eine breiter werdende Basis aus Übungen, aus der Sie bedarfsgerecht auswählen können.

Mit Gefühl zum Ziel

Vielleicht haben Sie schon bemerkt, dass Ihre Wahrnehmung Ihrer Knie sich verbessert hat. Je weiter Sie voranschreiten, desto wichtiger wird diese Fähigkeit. Denn nun werden die Bewegungen etwas anspruchsvoller und es steigen die Kräfte, die auf Ihre Knie wirken. Deshalb heißt es jetzt, besonders aufmerksam bleiben und genau spüren, ob sich die Übungen noch gut anfühlen. Achten Sie auf eine saubere Ausführung. Dazu gehört, dass die gesunden Beinachsen (Seite 19) gehalten werden, das heißt, Ihr Knie bleibt in der Mitte über dem Fuß und unter der Hüfte ohne Ausweichen in Richtung X- oder O-Bein. Wenn möglich, führen Sie die Übungen vor einem Spiegel durch, um sich besser zu kontrollieren.

Das neue Körpergefühl wird Ihnen aber auch im Alltag helfen. Sie spüren schneller, wenn Sie die Füße zu weit unter den Stuhl ziehen und dadurch Ihre Knie unnötig stark abknicken, ob Sie aktiv oder passiv stehen. Im aktiven Stand sind Ihre Kniegelenke minimal gebeugt und die angrenzenden Muskeln müssen mitarbeiten. Wenn Sie passiv stehen, sind die Beine überstreckt und die Muskeln eher inaktiv. Sie »hängen« sozusagen in Ihrem Kapsel-Band-Apparat und überlasten ihn.

Ein sicherer Auftritt

Einige der folgenden Übungen werden im Einbeinstand ausgeübt. Dabei ist es besonders wichtig, dass Sie Ihren ganzen Körper im Auge behalten. Am besten führen Sie einen kleinen Körperscan durch. Steht der Fuß des Standbeins fest und sicher auf dem Boden? Achten Sie darauf, nicht in den Senkfuß zu fallen. Wenn Sie barfuß trainieren, sollte auf der Fußinnenseite ein kleiner Bogen, das Längsgewölbe, sichtbar sein. Das Knie befindet sich zwischen Fuß und Hüfte. Ihr Becken sollte nicht zu einer Seite absinken. Der Oberkörper ist aufgerichtet und die Bauchmuskulatur leicht angespannt.

Kontrolliert zum Erfolg

Mit gutem Körpergefühl und sauberer Bewegungskontrolle sind Sie perfekt ausgestattet, um Ihr Training zum Erfolg zu führen. Tragen Sie geschaffte Wiederholungen in Ihr persönliches Trainingstagebuch (Seite 98) ein und freuen Sie sich über Verbesserungen. Sollten Sie bemerken, dass Ihre Muskeln bei den letzten Wiederholungen eines dritten Durchgangs noch nicht erschöpft sind, können Sie einen vierten anstreben. Achten Sie aber bitte weiterhin ganz genau auf Ihr Körpergefühl und darauf, dass die Bewegungen absolut kontrolliert stattfinden. Eine Übung gilt immer dann als beendet, wenn eine saubere Ausführung nicht mehr möglich ist.

Nun wünsche ich Ihnen viel Spaß mit dem Übungsabschnitt für Fortgeschrittene!

Super Seitenkraft

» Aktivieren Sie Ihre Hüftmuskeln und verleihen Sie der seitlichen Schenkelfaszie neue Spannkraft. So sind Ihre Knie für Start-Stopp-Sportarten wie zum Beispiel Tennis gewappnet.

Darum geht es: Diese Übung gibt den Hüften und den Knien Sicherheit. Die gekräftigte Hüftmuskulatur unterstützt Sie im Laufsport. In der Standbeinphase müssen die seitlichen Gesäßmuskeln das Becken halten und verbessern so den Laufstil. Das entlastet auch den unteren Rücken. Die Knie werden an den Außenseiten stabilisiert.

Ausgangsposition: gestreckte Seitlage. Der untere Arm unterlagert den Kopf, der obere stützt vor dem Körper und gibt so mehr Sicherheit. Der Bauchnabel wird sanft eingezogen, ohne die tiefe Atmung zu verhindern. Kopf, Becken und Fußknöchel bilden eine Linie. Die Fußspitzen sind hochgezogen.

Ausführung: Sie heben das obere Bein gestreckt nach oben ❶ und lassen es wieder sinken ❷, ohne es abzulegen. Die Bewegung soll nur in der Hüftregion stattfinden. Der Rücken bleibt schön stabil. Das Becken kippt weder nach vorne noch nach hinten.

Häufigkeit: 2–3 Einheiten pro Woche, 3 × 15 Wiederholungen pro Seite.

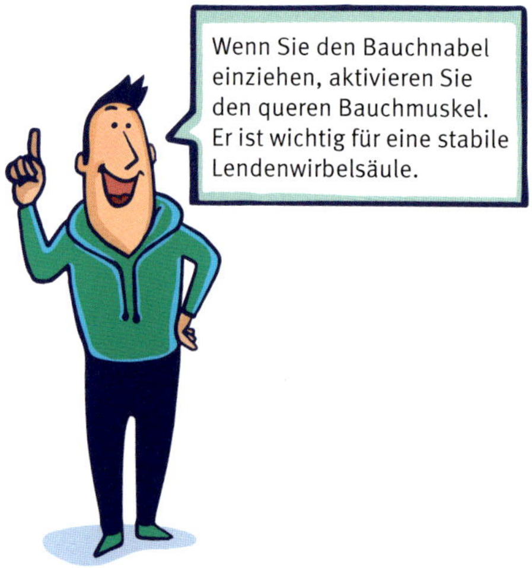
Wenn Sie den Bauchnabel einziehen, aktivieren Sie den queren Bauchmuskel. Er ist wichtig für eine stabile Lendenwirbelsäule.

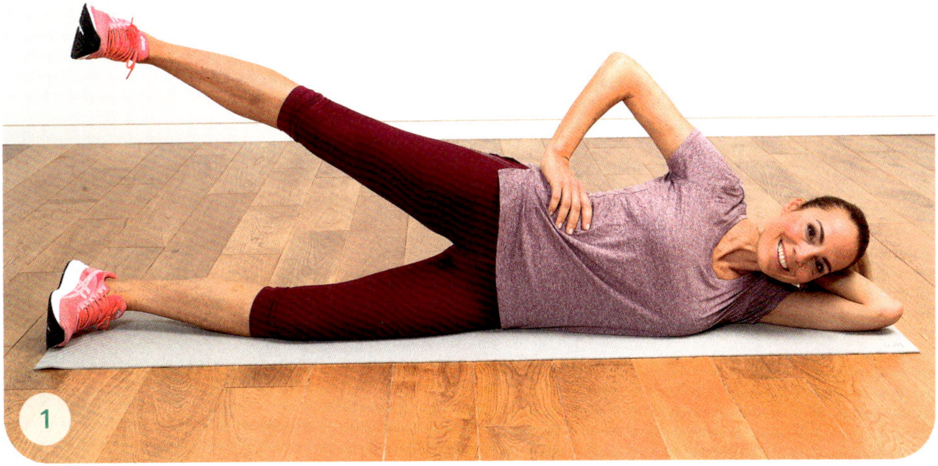
1

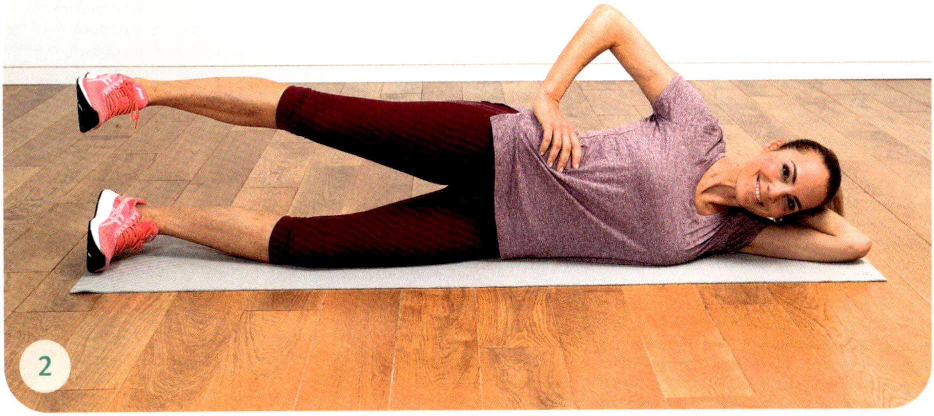
2

Einfacher Eislauf

» Erinnern Sie sich an Zeiten, in denen Sie mit eleganten Bewegungen über zugefrorene Seen glitten?

Darum geht es: Sie trainieren Ihr Gleichgewicht und die Schenkelstrecker im Standbein. Das nach hinten gleitende Bein wird beweglicher. Die Gesäßmuskeln müssen ordentlich mitarbeiten. Durch eine leichte Vorneige werden Ihre Rückenmuskeln mit gestärkt. Die Schultern werden mobilisiert.

Ausgangsposition: hüftweiter Stand hinter einem Stuhl. Die Hände ruhen ganz leicht auf der Rückenlehne.

Ausführung: Das linke Bein gleitet nach hinten außen. Aktivieren Sie bewusst Ihre Gesäßmuskeln. Der Oberkörper neigt sich in Verlängerung des hinteren Beines nach vorn. Wenn Sie wollen, können Sie zusätzlich Ihren linken Arm auf Schulterhöhe in die Streckung führen.

Häufigkeit: 2–3 Einheiten pro Woche, 3 × 15 Wiederholungen pro Seite.

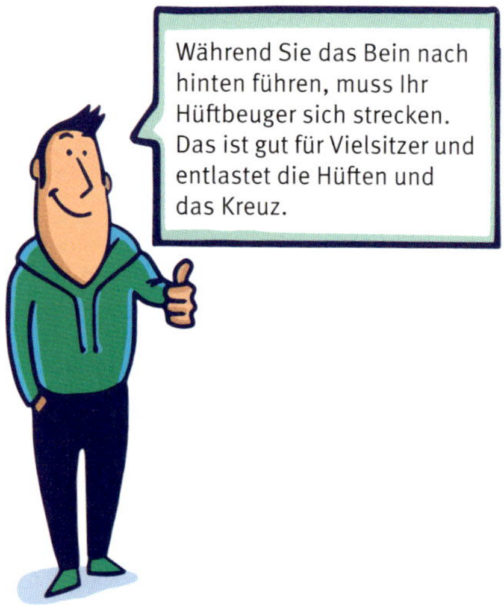
Während Sie das Bein nach hinten führen, muss Ihr Hüftbeuger sich strecken. Das ist gut für Vielsitzer und entlastet die Hüften und das Kreuz.

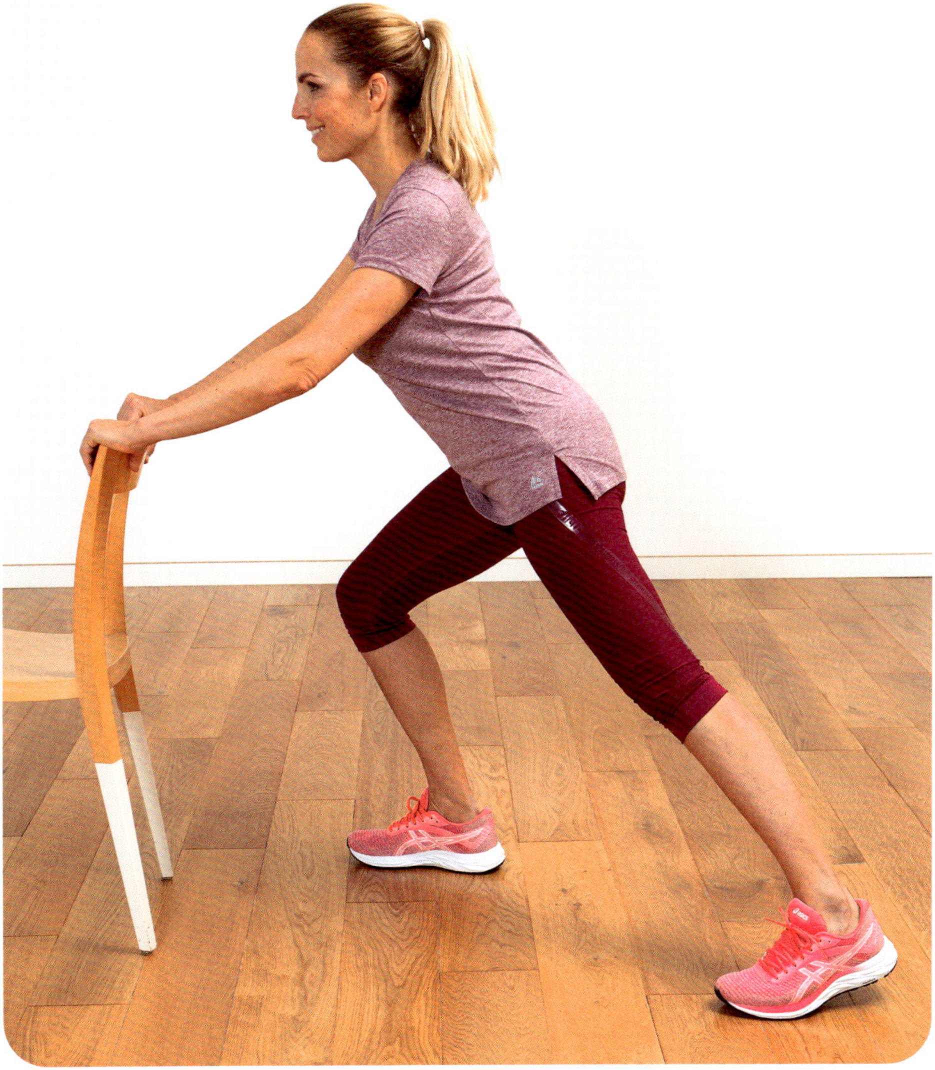

Knietwister

» Wenn es im Alltag oder Sport hoch hergeht, müssen unsere Knie einiges aushalten. Schnelle Richtungswechsel und flotte Start-Stopp-Bewegungen verlangen nach guter Stabilität.

Darum geht es: Sie werden um Ihre Knie herum einen stabilen »Muskelmantel« aufbauen. Dieser schützt sie vor Verletzungen und unangenehmen Bänderzerrungen. Durch zügige Bewegungen Ihrer Arme und des Rumpfes müssen die Muskeln kräftig reagieren – eine wunderbare Vorbereitung auf anspruchsvolle Aktivitäten.

Ausgangsposition: Einbeinstand. Die Arme sind vor dem Körper auf Schulterhöhe gestreckt. Die Handflächen liegen flach aneinander. Die Schultern sind gesenkt. Arme und Oberkörper bilden eine stabile Einheit.

Ausführung: Spannen Sie gleichmäßig die Muskeln rund um Ihr Knie an und erzeugen Sie so den schützenden Muskelmantel. Dann führen Sie mit den Armen kleine Bewegungen nach rechts und links aus. Sie werden spüren, dass diese Aktivitäten bis ins Knie fließen. Halten Sie schön die Muskelspannung.

Häufigkeit: 2–3 Einheiten pro Woche, 3 × 15 Bewegungen pro Seite.

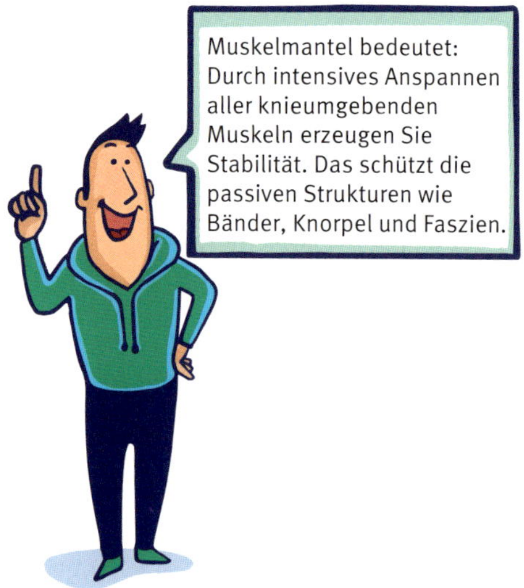
Muskelmantel bedeutet: Durch intensives Anspannen aller knieumgebenden Muskeln erzeugen Sie Stabilität. Das schützt die passiven Strukturen wie Bänder, Knorpel und Faszien.

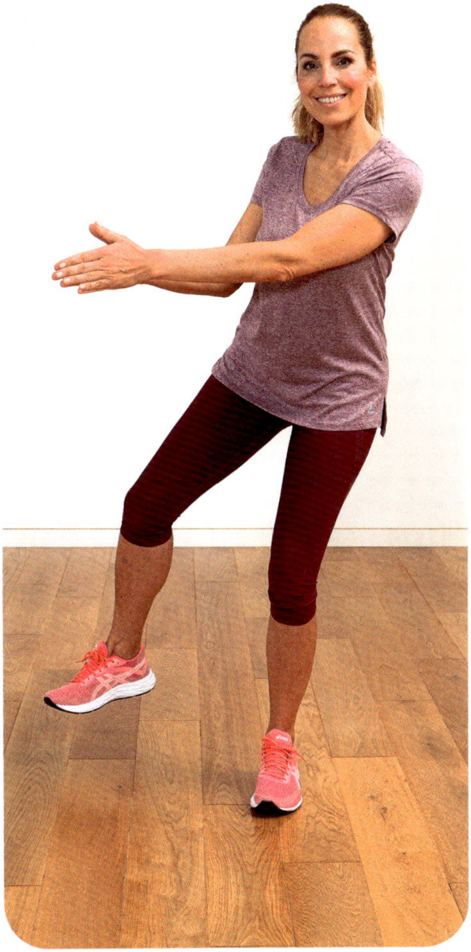

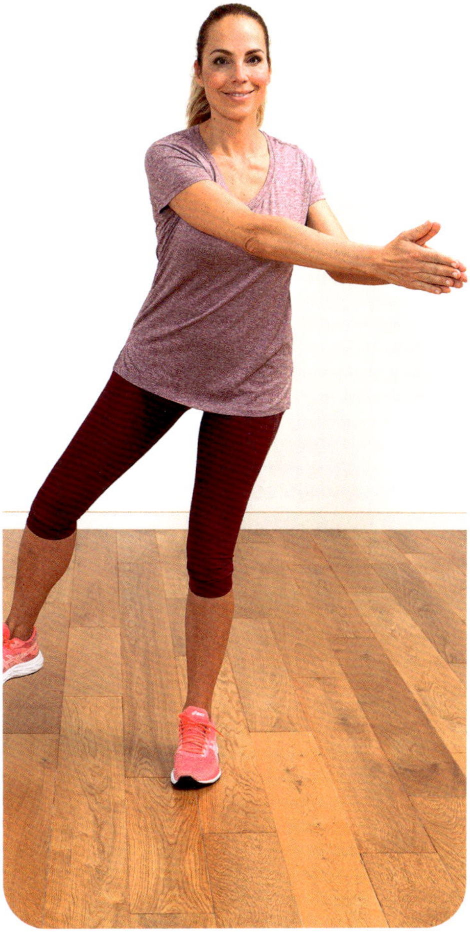

Faszien frei, Stufe 2

» Dies ist die zweite Stufe der »Faszien frei«-Übung aus dem grünen Abschnitt – jetzt läuft es nicht mehr locker und lässig im Sitzen! Das macht die Übung anspruchsvoller und intensiver.

Darum geht es: Sie lösen Verklebungen in Faszien und Muskeln unter Bewegung und mit leichter bis starker Gewichtsbelastung. So lindern Sie unangenehme Bewegungsschmerzen und verbessern die Durchblutung.

Ausgangsposition: große Schrittstellung. Ein Fuß steht auf einem Stuhl oder Hocker.

Ausführung: Sie haken sich an der druckempfindlichen Stelle mit zwei bis drei Fingern in den Muskel und provozieren einen deutlichen, aber angenehmen Druck. Dann schieben Sie das Knie Ihres vorderen Beines über den Fuß, sodass es mehr Gewicht aufnehmen muss. Der Druck unter den Fingern dürfte stärker werden.

Häufigkeit: 2–3 Einheiten pro Woche, dabei 6–8 Mal an einem Punkt anhaken. Konzentrieren Sie sich auf 2–3 Punkte pro Einheit.

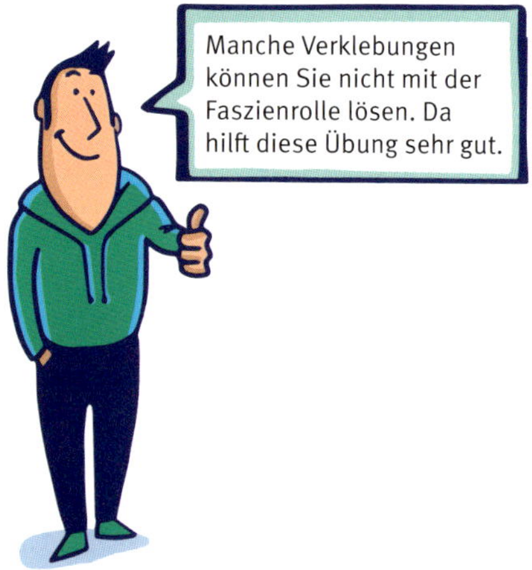
Manche Verklebungen können Sie nicht mit der Faszienrolle lösen. Da hilft diese Übung sehr gut.

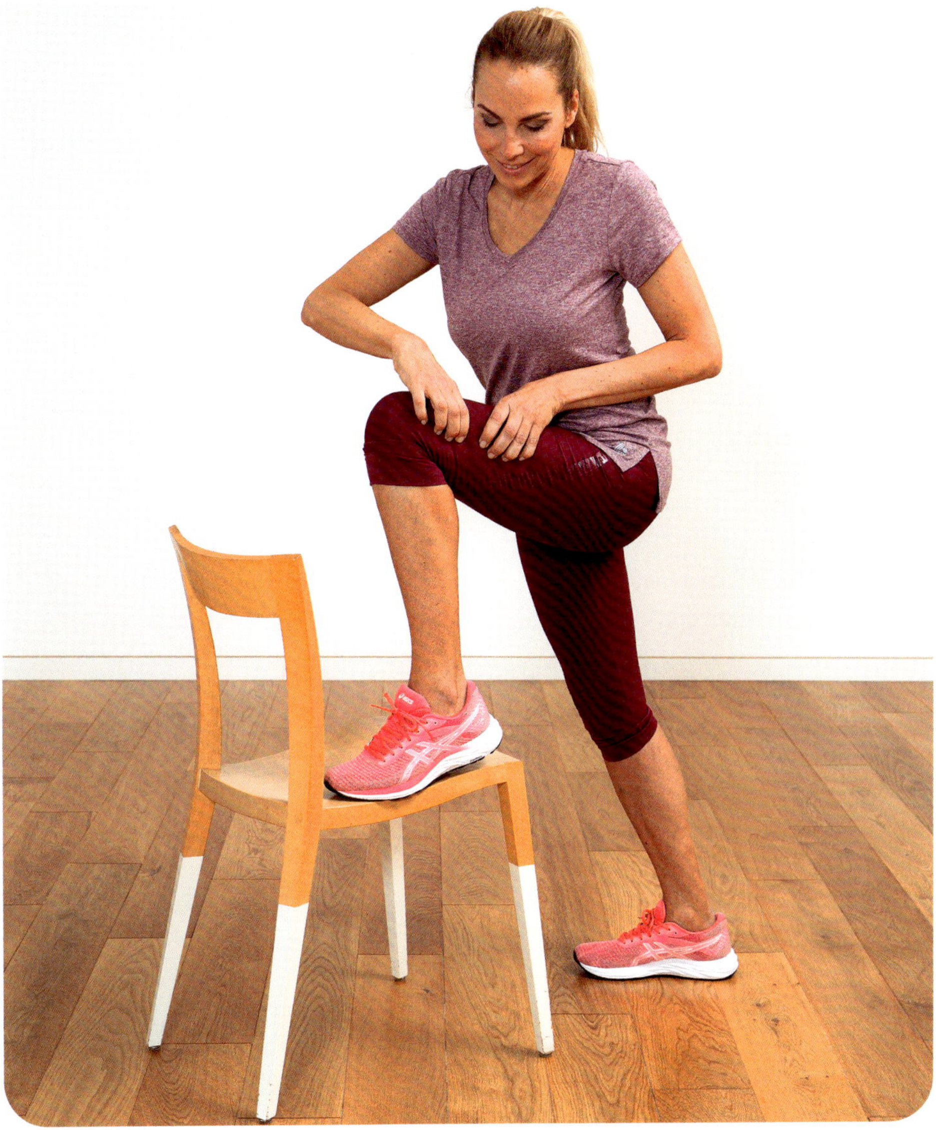

Seiltanz mit Strudel

» Es erwartet Sie eine geniale Mischung aus Gleichgewichtstraining zur Entlastung der Knie und Auge-Hand-Koordination. Während Sie mit den Füßen einen Hochseilakt simulieren, erzeugen Sie in einer halbgefüllten Wasserflasche den perfekten Strudel und lassen ihn am ausgestreckten Arm durch den Raum wandern.

Darum geht es: Die Seiltanzposition ist hervorragend geeignet, um Ihren Gleichgewichtssinn zu trainieren und Fuß- und Wadenmuskulatur zu stärken. Das entlastet sehr gut die Knie. Den Strudel in der Wasserflasche zu erzeugen, stellt einen erhöhten Schwierigkeitsgrad dar, weil die dafür nötigen Bewegungen bis in die Knieregion laufen und dort mit ausgeglichen werden.

Ausgangsposition: Beide Füße stehen auf einer Linie direkt hintereinander. In den Händen halten Sie eine halbgefüllte Wasserflasche etwa auf Brusthöhe.

Ausführung: Üben Sie zuerst einmal, in der Seiltänzerposition sicher zu stehen. Wenn Sie sich gut fühlen und sicher stehen, während Ihr Blick durch den Raum schweift, sind Sie bereit für den Strudel. Schwingen Sie die Flasche so, dass darin ein perfekter Wasserstrudel entsteht. Dann führen Sie die Flasche mit ausgestreckten Armen in unterschiedliche Positionen, ohne dass Sie das Gleichgewicht verlieren oder der Strudel in sich zusammenfällt. Sie können die Übung auch einhändig machen.

Häufigkeit: 2–3 Einheiten pro Woche, 5–6 Mal einen Strudel aufbauen und dabei die Flasche herumführen.

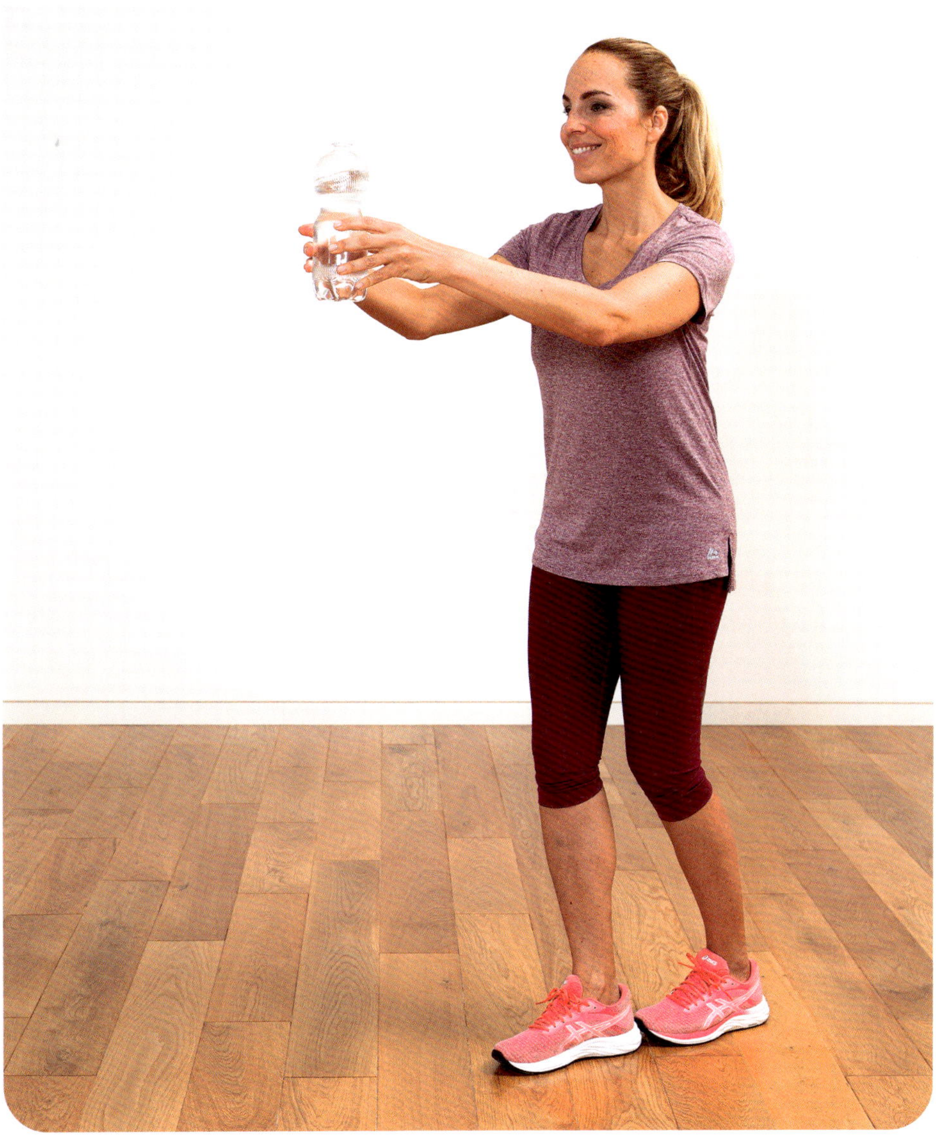

Entspanne Seite

» Befreien Sie Ihre seitliche Schenkelfaszie, den Tractus iliotibialis, von lästigen Spannungszuständen. Alles, was Sie benötigen, sind ein Jutebeutel, ein Tennisball und eine stabile Wand.

Darum geht es: Die seitliche Oberschenkelfaszie (Tractus iliotibialis) ist in Start-Stopp-Sportarten, beim Laufen und schon im normalen Gang aktiv. Ist sie verspannt, kann es im seitlichen Kniebereich schmerzen. Experten reden vom Tractus-Syndrom. Befreien Sie diese starke Bindegewebshülle von Spannungen, tragen Sie dazu bei, dass Ihre Beine in allen Lebenslagen ausgewogen belastet werden.

Ausgangsposition: Sie stehen mit dem linken Bein seitlich zu einer Wand oder einem Türrahmen.

Ausführung: Der Tennisball befindet sich in dem Jutebeutel und wird an unterschiedlichen Punkten des seitlichen Schenkels positioniert. Üben Sie sanften Druck aus, indem Sie sich gegen die Wand lehnen. Verspannte Punkte reagieren empfindlicher auf den Druck. Es sollte ein »Wohlweh« entstehen. Rekeln Sie sich sanft in dieses Gefühl hinein, bis es sich richtig gut anfühlt. Dann bleiben Sie in der Position und konzentrieren sich für 8–12 tiefe Atemzüge auf Ihre Bauchatmung. Meist lässt das wohlige Spannungsgefühl in diesem Zeitrahmen nach. Dann verlassen Sie diesen Punkt langsam und suchen einen neuen.

Häufigkeit: 2–3 Einheiten pro Woche; Anzahl der Punkte nach Bedarf. Grundsatz: lieber einen oder zwei Punkte richtig und konzentriert als viele nur oberflächlich!

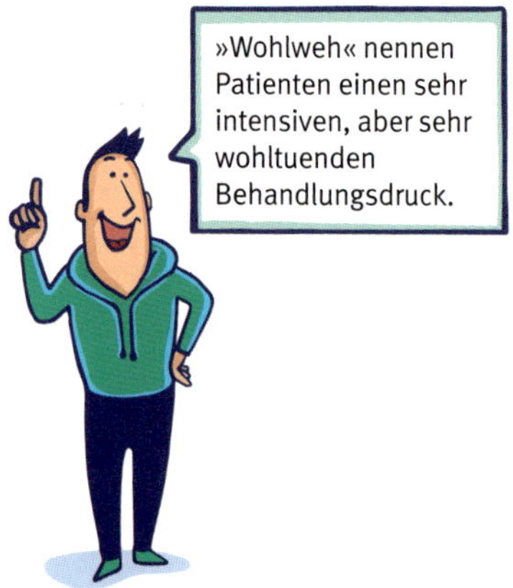
»Wohlweh« nennen Patienten einen sehr intensiven, aber sehr wohltuenden Behandlungsdruck.

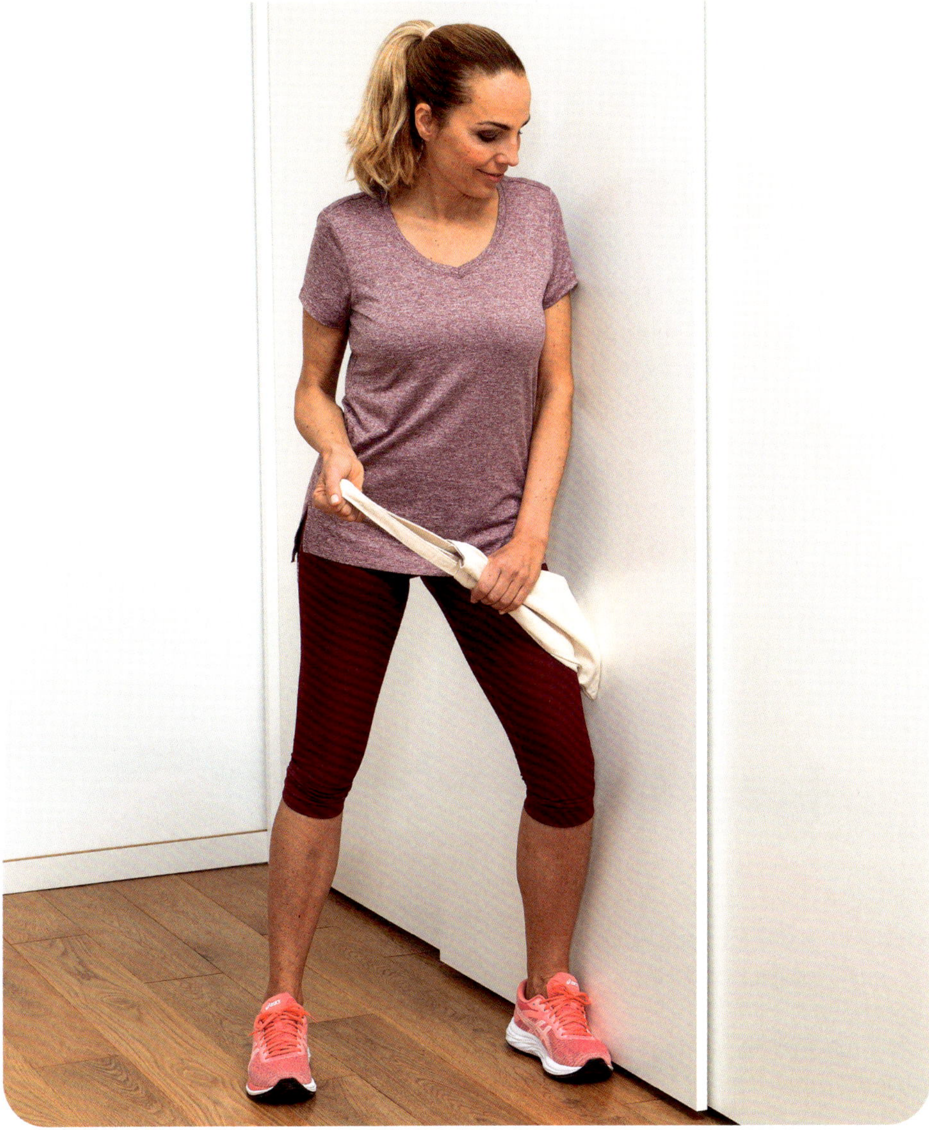

Little Dog down

» Kleiner Hund, große Wirkung! In dieser abgemilderten Variante des herabschauenden Hundes dehnen und erspüren Sie die hinteren Muskelketten Ihrer Beine.

Darum geht es: Sie können nach unangenehmer Vielsitzerei mal wieder Ihre müden Beine richtig durchstrecken und danach das tolle Gefühl entspannter Knie genießen. Ihr Gang wird dynamischer und elegant. Verleihen Sie sich mit dieser Übung einen tollen Auftritt. Die weniger tiefe Position des Kopfes verhindert, dass Ihnen zu viel Blut in den Kopf steigt, und entlastet den unteren Rücken. Sie können sich besser auf die Spannungen in Ihren hinteren Beinmuskeln konzentrieren und sie lösen. Ihre Knie werden es Ihnen danken.

Ausgangsposition: Sie stehen hüftbreit vornübergebeugt vor der Sitzfläche eines Stuhls und legen Ihre Unterarme darauf ab. Ihre Knie sind minimal gebeugt. Ihre Fersen stehen parallel zueinander.

Ausführung: Senken Sie Ihren Bauch in Richtung Fußboden und erzeugen Sie dadurch ein ganz leichtes Hohlkreuz, bis Sie in den hinteren Schenkeln oder den Kniekehlen ein wohliges Dehnungsgefühl verspüren. Strecken Sie die Knie sanft weiter, um das Gefühl zu verstärken. Atmen Sie 8–12 Mal tief durch. In dieser Zeit sollte die Dehnung nachlassen.

Häufigkeit: Diese Übung kann täglich durchgeführt werden. In der Dehnung 8–12 Mal tief durchatmen. Machen Sie drei Durchgänge.

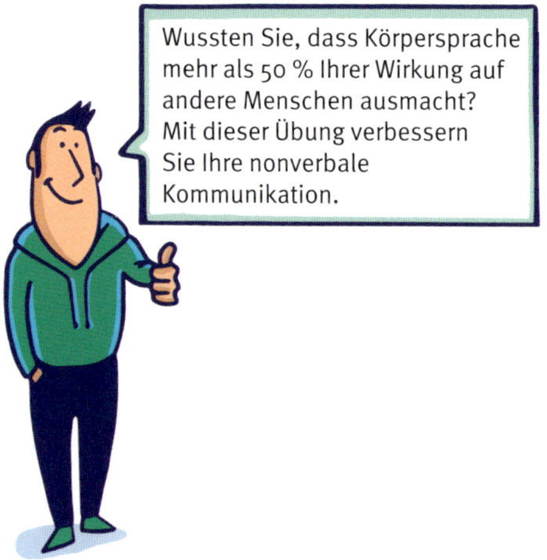
Wussten Sie, dass Körpersprache mehr als 50 % Ihrer Wirkung auf andere Menschen ausmacht? Mit dieser Übung verbessern Sie Ihre nonverbale Kommunikation.

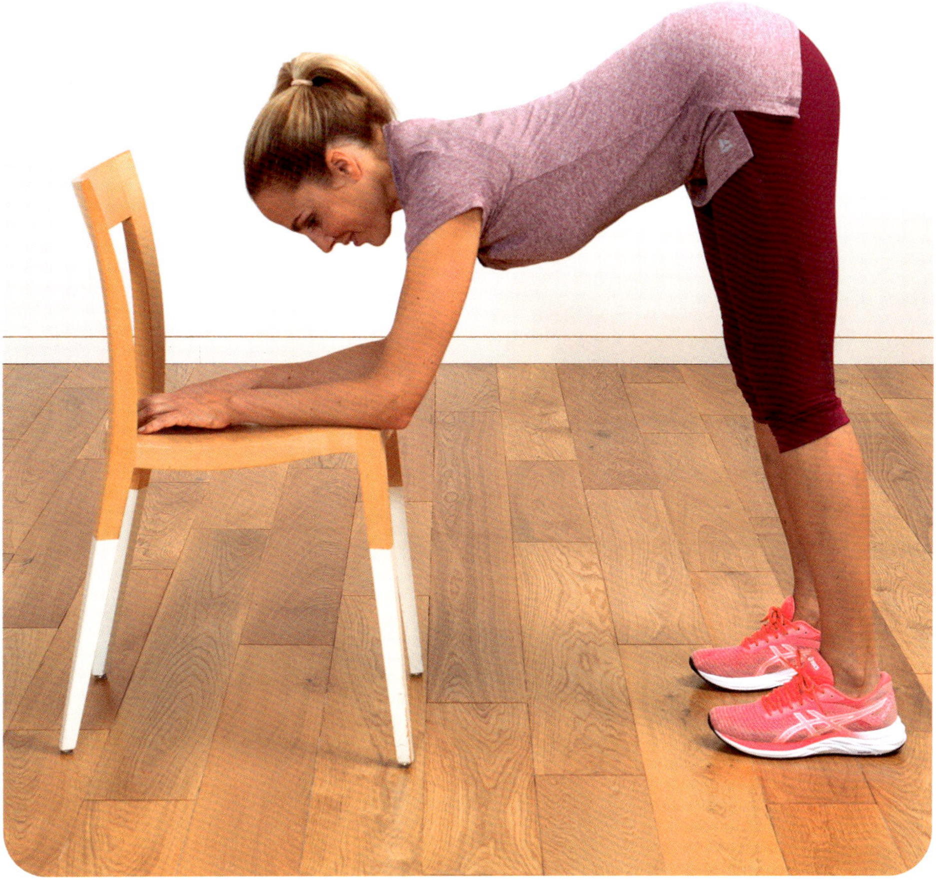

Gesunder Aufstand

» Hier können Sie mal einen richtig guten Aufstand machen. Raus aus dem Stuhl, zum Wohle Ihrer Gesundheit!

Darum geht es: Mit der richtigen Technik wird Aufstehen zu einer gesunden Sache für Ihre Knie. Die Oberschenkelmuskeln werden gestärkt und Gelenke des unteren Körperabschnitts beweglich gehalten. Auch die Muskeln des unteren Rückens werden mit dieser schönen Übung trainiert. Je mehr Sie Ihren gestreckten Oberkörper nach vorne verlagern, desto leichter fällt die Bewegung.

Ausgangsposition: sitzend auf einem Stuhl. Die Knie stehen mehr als hüftweit auseinander. Die Füße stehen mindestens unter den Knien oder sogar dahinter. So fällt die Bewegung leichter. Der Oberkörper ist schön gestreckt, der Nacken lang, die Schultern tief. Die Arme befinden sich gekreuzt vor der Brust ❶.

Ausführung: Der gestreckte Oberkörper wird nach vorne gebracht und die Beine mit der Ausatmung gestreckt ❷. Sie heben das Gesäß an und gehen bis in den Stand, ohne Ihre Knie zu überstrecken. Achten Sie auf eine gute Bewegungskontrolle. Die Knie bleiben weiter mit den Füßen in einer Achse. Verhindern Sie eine O- oder X-Bein-Stellung.

Häufigkeit: 2–3 Einheiten pro Woche, 3 × 15 Wiederholungen.

VARIANTE

Die gestreckten Arme befinden sich zu Beginn der Übung neben dem Körper und werden, während Sie aufstehen, in Verlängerung des Körpers gehoben. Das unterstützt die Körperstreckung und befreit die Schultern.

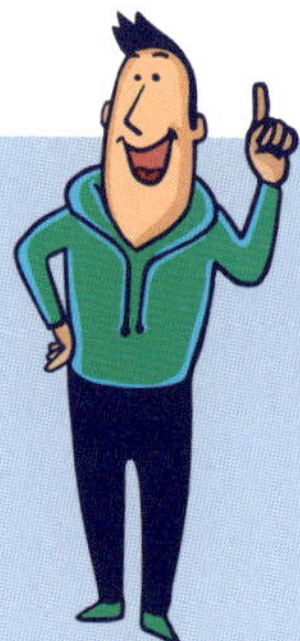

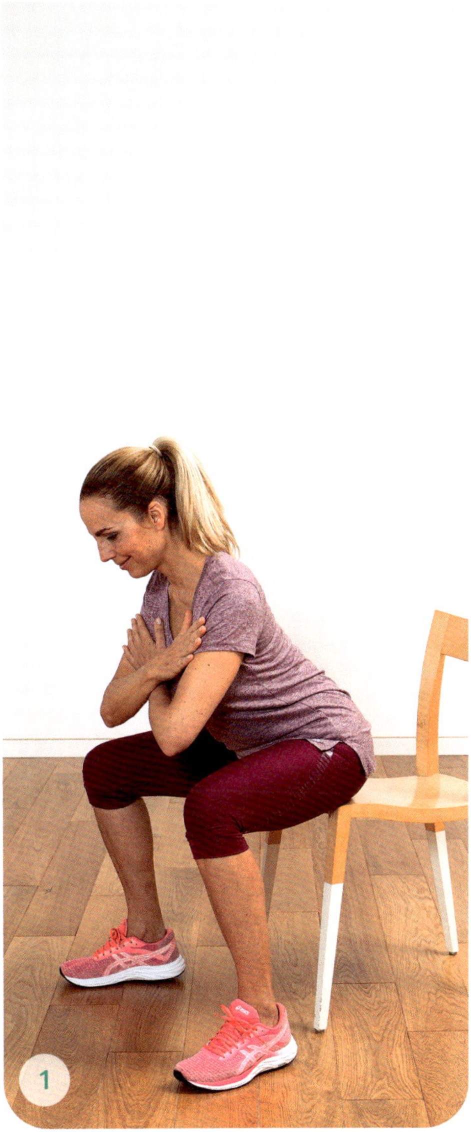
1

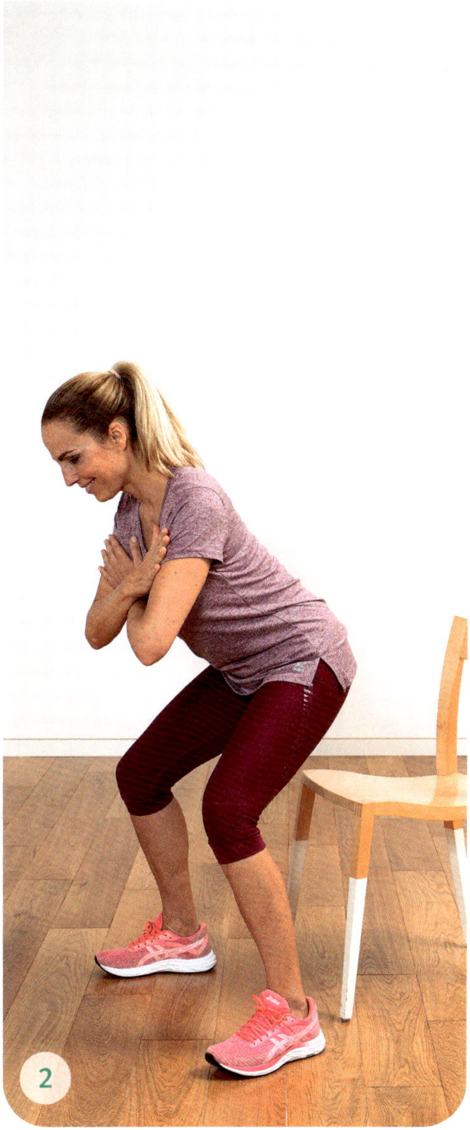
2

Ausfallschritt frontal

» Dieser vermeintliche Abstieg ist in Wahrheit ein echter Aufstieg für Ihre Gesundheit. Auf geht's in die Championsleague starker Knie.

Darum geht es: Hier wird die Liste lang! Sie befreien Ihre Hüftbeuger und entlasten dadurch Ihren unteren Rücken. Sie mobilisieren Ihre Knie- und oberen Sprunggelenke. Sie kräftigen Ihre Oberschenkel und Ihre Gesäßmuskeln. Der tiefe Ausfallschritt mit Unterstützung ist eine tolle Möglichkeit, dem Büroalltag eine Extraportion Kraft und Beweglichkeit zu verleihen. Raus aus dem Stuhl und hinab in die Tiefe gesunder Knie und freier Hüften.

Ausgangsposition: Stand hinter einem Stuhl. Die Hände ruhen auf der Rückenlehne.

Ausführung: Sie führen Ihr linkes Bein nach hinten und senken es dann ab, bis die Kniescheibe fast den Boden berührt. Das rechte Bein beugt bis auf 80–90 Grad. Achten Sie darauf, dass das Knie über dem Fuß bleibt. Beginnen Sie die ersten Wiederholungen mit kleineren Bewegungen und steigern Sie sich langsam. Starten Sie nicht einfach direkt aus dem Sitzen. Lockern Sie die Beine vorher etwas oder gehen Sie entspannt durch den Raum.

Häufigkeit: 2–3 Einheiten pro Woche, 3 × 15 Wiederholungen pro Seite.

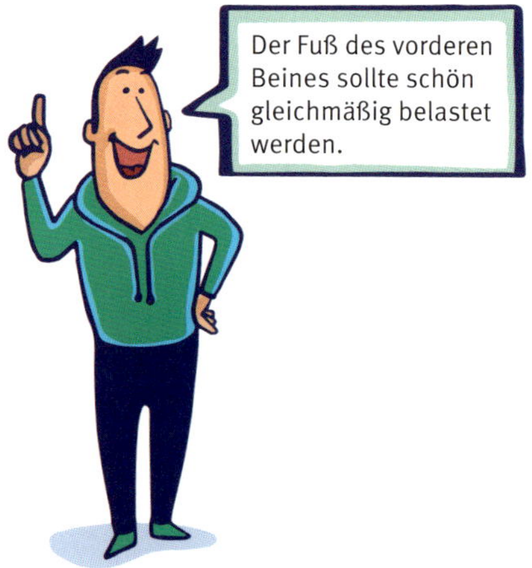
Der Fuß des vorderen Beines sollte schön gleichmäßig belastet werden.

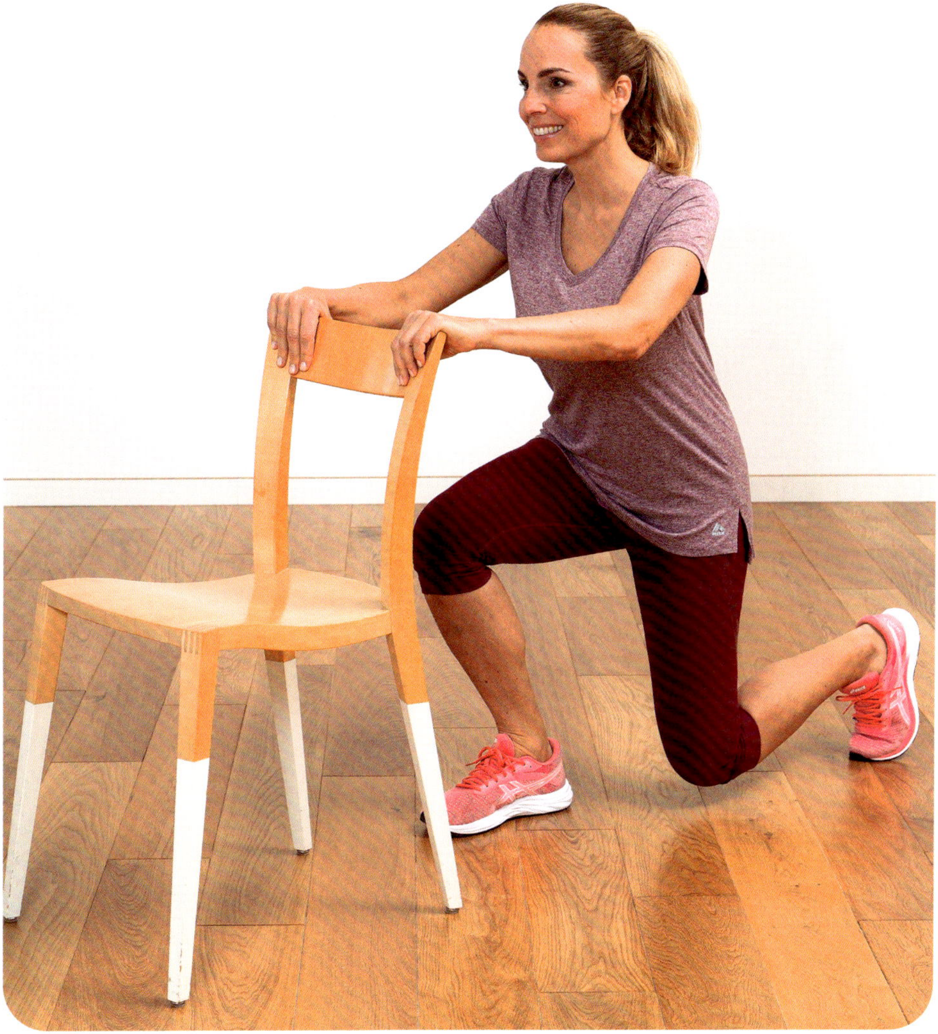

Standwaage einfach

» Ein weiteres Multitalent für gesunde Knie! Trainieren Sie Ihre Standfestigkeit und Ihr Gleichgewichtsgefühl.

Darum geht es: Das langsame und konzentrierte Absenken des gestreckten Oberkörpers verlangt Ihren Beinmuskeln viel Arbeit ab. Die hinteren Oberschenkel- und die Gesäßmuskeln werden im Standbein trainiert. Ihre Rückenmuskeln sind auch gefordert und wenn Sie die Übung schön sauber ausführen, erhalten Sie eine gute Körperstreckung. Starke und geschmeidige Beine sind eine Belohnung dieser schönen Übung. Und ganz nebenbei erhalten Sie noch einen kräftigen Rücken als Bonuszahlung für Ihren Trainingsfleiß!

Ausgangsposition: hüftweiter Stand.

Ausführung: Aus dem Stand heben Sie Ihre Arme gestreckt zur Decke, während sich Ihr gestreckter Oberkörper nach vorne neigt. Gleichzeitig strecken Sie das rechte Bein in Verlängerung des Oberkörpers nach hinten aus. Sie führen die Bewegung so weit aus, dass sich Oberkörper und rechtes Bein in der Horizontalen befinden. Dann gehen Sie zurück in den Stand. Die Bewegung erfolgt langsam und kontrolliert.

Häufigkeit: 2–3 Einheiten pro Woche, 3 × 15 Wiederholungen pro Seite.

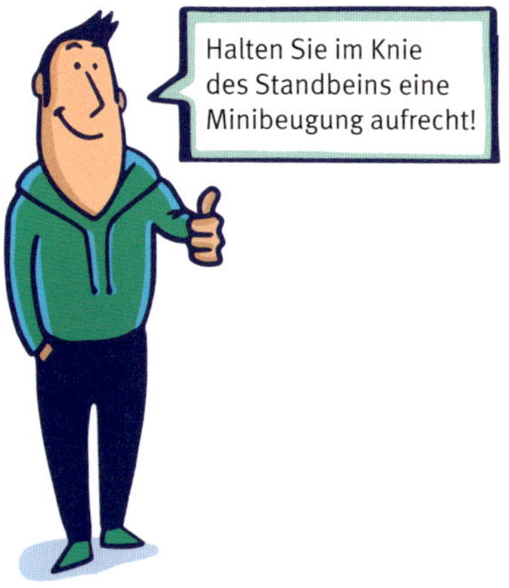

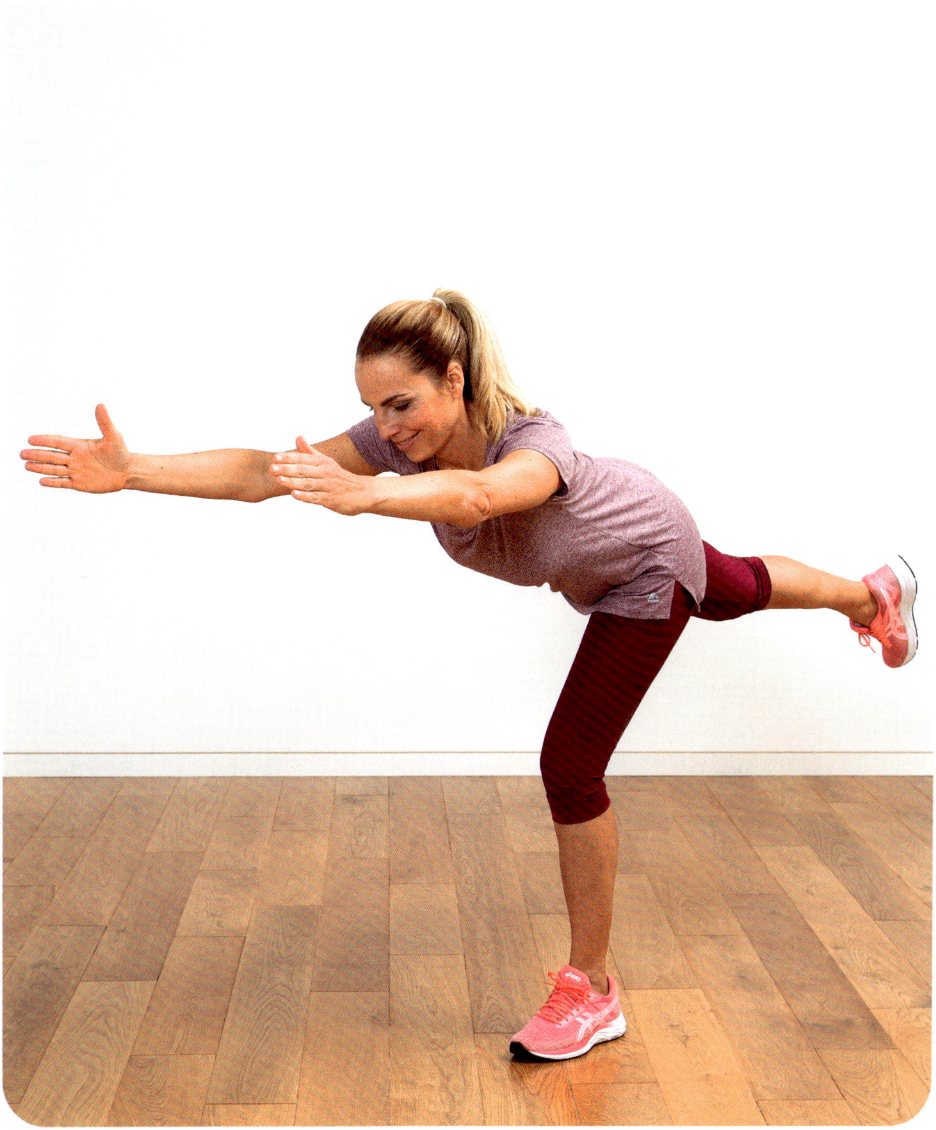

Übungsprogramm Experten

Jetzt werden Sie richtig gefordert. Ihre Knie sind eigentlich schon ziemlich fit und beeindrucken durch stattliche Leistungen. Jetzt können Sie ihnen den letzten Feinschliff verpassen.

Glückwunsch! Wenn Sie sich durch den Test für das Expertenprogramm qualifiziert haben, verfügen Sie schon über recht starke Beine oder Sie haben sich durch Fleiß und Beharrlichkeit an diesen Punkt gebracht.

Die Übungen, die jetzt noch auf Sie warten, werden Ihre Muskeln noch einmal richtig herausfordern und Sie werden lernen, die Knie auch unter großer Anstrengung sicher zu steuern.

Kaltstart? Nein danke!

Schon bei einfacheren Bewegungen wie Gehen oder Laufen werden die Knie mit bis zu einem Mehrfachen Ihres Körpergewichts belastet. Es ist also wichtig, sich insbesondere vor größeren Belastungen gezielt aufzuwärmen. Dafür finden Sie in diesem Kapitel die Übungen Schuhplattler und Schmetterling. Damit bereiten Sie Ihre Beine und die Knie auf das anstrengendere Training vor.

Das Team wächst

Expertenknie trainieren nicht allein! In diesem Abschnitt werden die Übungen so anspruchsvoll, dass der ganze Körper als Einheit arbeiten muss. Bis jetzt haben Ihre Knie volle Aufmerksamkeit genossen, nun spielen sie wieder als Teil einer Mannschaft. Bei Übungen wie der »Gehüpften Standwaage« ist der ganze Körper gefragt und das Zusammenspiel von Muskeln, Sehnen und Gelenken wird verfeinert. Das gute Gespür für Ihre Kniegelenke, das Sie in den vorangegangenen Übungen entwickelt haben, hilft Ihnen jetzt, die volle Kontrolle zu bewahren.

Mit der Größe des Teams wächst natürlich die Verantwortung für Sie und den kleinen Coach. Es gilt, den ganzen Körper als Einheit im Blick zu behalten. Vielleicht ist es an der Zeit, sich noch einen »großen Bruder« zu Hilfe zu holen?

Big Brother Is Watching You

Ein Smartphone oder eine Digitalkamera sind hervorragend geeignet, um Videoaufnahmen zu machen. Machen Sie Aufnahmen von Ihrem Training, denn bei den komplizierter werdenden Übungen haben Sie nicht immer die Möglichkeit, Ihren Körper im Spiegel zu sehen. Die digitale Dokumentation gestattet Ihnen, Ihre Bewegungen in Zeitlupe zu betrachten und sich auf bestimmte Körperabschnitte zu konzentrieren. Wiederholen Sie die Aufnahmen in 8–12 Wochen Abstand zum Vergleich.

Vielleicht motivieren Sie dadurch nicht nur sich selbst, sondern auch Menschen, die Sie lieben, zu einem gesünderen Lebensstil. Gründen Sie doch mit Ihrer Familie oder Freunden eine Chatgruppe, in der Sie sich über Trainingserfahrungen und Fortschritte austauschen. Feiern Sie sich gegenseitig für erreichte Ziele und freuen Sie sich gemeinsam auf die vielen Möglichkeiten, die Ihnen gesunde und schmerzfreie Knie bieten.

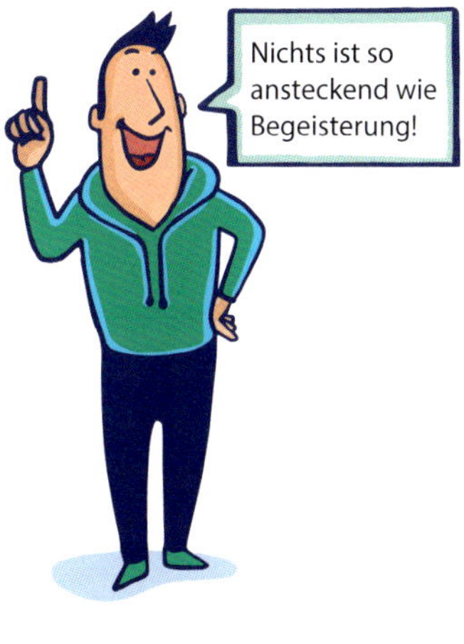

Schuhplattler

» Auch oberhalb des Weißwurst-Äquators darf mal geplattelt werden! Insbesondere wenn es darum geht, die Beine für das bevorstehende Expertenprogramm aufzuwärmen.

Darum geht es: Mobilisieren Sie Ihre Hüften und Knie und bereiten Sie sich auf das folgende Programm vor. Mit der richtigen Musik versetzen Sie sich in beste Laune. Die Übung verleiht Ihnen neue Energie, wenn Sie viel sitzen mussten und sich träge fühlen. Sie darf also auch sehr gerne und jederzeit unabhängig vom festen Übungsprogramm durchgeführt werden. Tippen Sie in allen vorstellbaren Varianten mit Ihren Fingerspitzen gegen Ihre Hacken. Die ganz Mutigen trainieren diese Übung auch auf langen Zugfahrten und im Großraumbüro. Viel Spaß bei dieser Übung mit Gute-Laune-Garantie.

Ausgangsposition: hüftweiter Stand.

Ausführung: Heben Sie Ihre Beine vor und hinter dem Körper an und berühren Sie das Knie oder den Fuß ❶ bzw. die Hacke ❷ mit den Fingerspitzen der gleichseitigen und gegenüberliegenden Hand.

Häufigkeit: Diese Übung kann als Warm-up genutzt werden. Sie können sie aber auch täglich ausüben und einsetzen, wann immer Sie einen Energiekick benötigen.

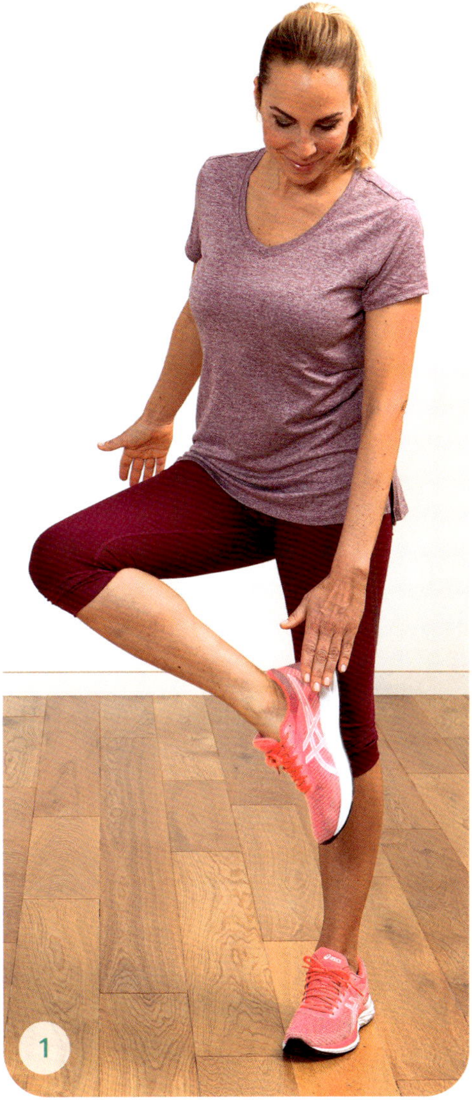
1

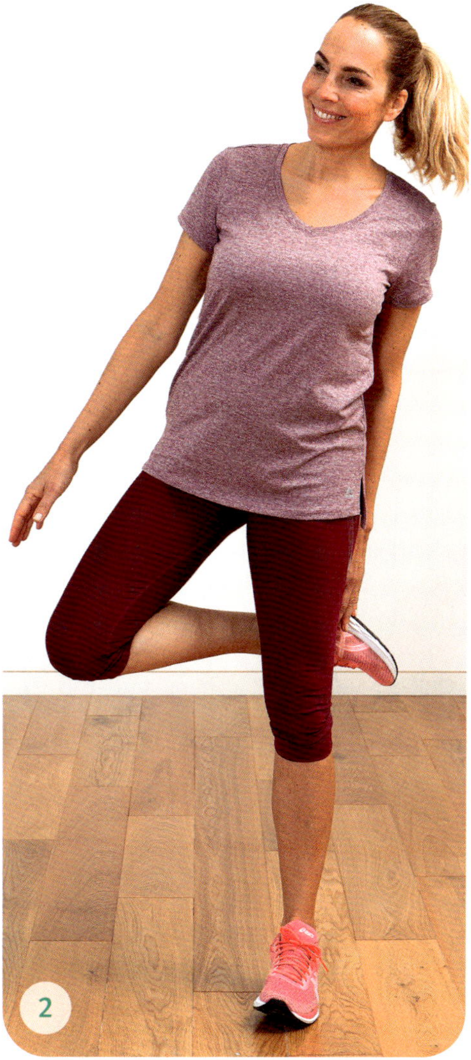
2

Tanzen wie ein Schmetterling

» Wer sich noch an die Boxlegende Muhammad Ali erinnert, weiß, was jetzt kommt. Tänzeln Sie sich warm für das Expertenprogramm.

Darum geht es: Die federnde Eleganz eines Boxers will durch regelmäßiges Training erreicht werden. Die feinen wippenden Bewegungen, das sanfte Hüpfen und die tänzerischen Richtungswechsel sind eine Wohltat für die Beine. Ihre Waden werden gestärkt und die Oberschenkel gekräftigt, die Faszien werden trainiert. Die Beine lernen durch die teils zügigen Bewegungen in alle Richtungen stabil zu bleiben. Ihr Körpergefühl wird sich verbessern. Tanzen Sie mit der Leichtigkeit des großartigen Boxers durchs Leben und fühlen Sie sich jeder Herausforderung gewachsen.

Ausgangsposition: lockerer, hüftweiter Stand.

Ausführung: Beginnen Sie mit einem leichten Wippen auf den Vorfüßen. Berühren Sie mit den Fersen nur sehr sanft oder gar nicht den Fußboden. Anfangs lassen Sie die Füße dabei parallel zueinander stehen. Dann beginnen Sie unter dem leichten Wippen die Füße auf dem Boden umzusetzen und sich mit tänzerischer Leichtigkeit durch den Raum zu bewegen.

Häufigkeit: 1–3 Minuten tänzeln. Die Übung kann täglich durchgeführt werden.

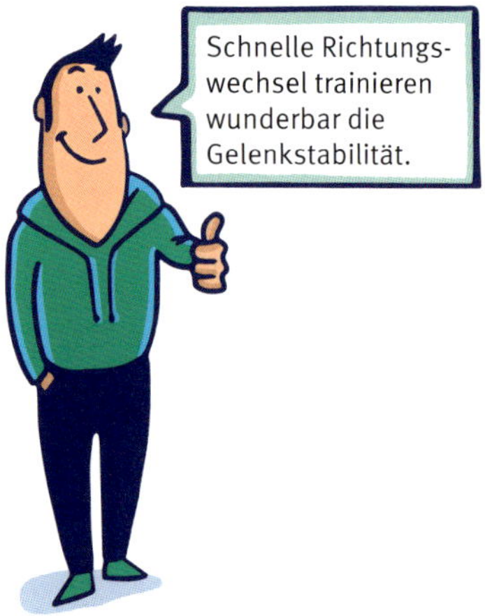

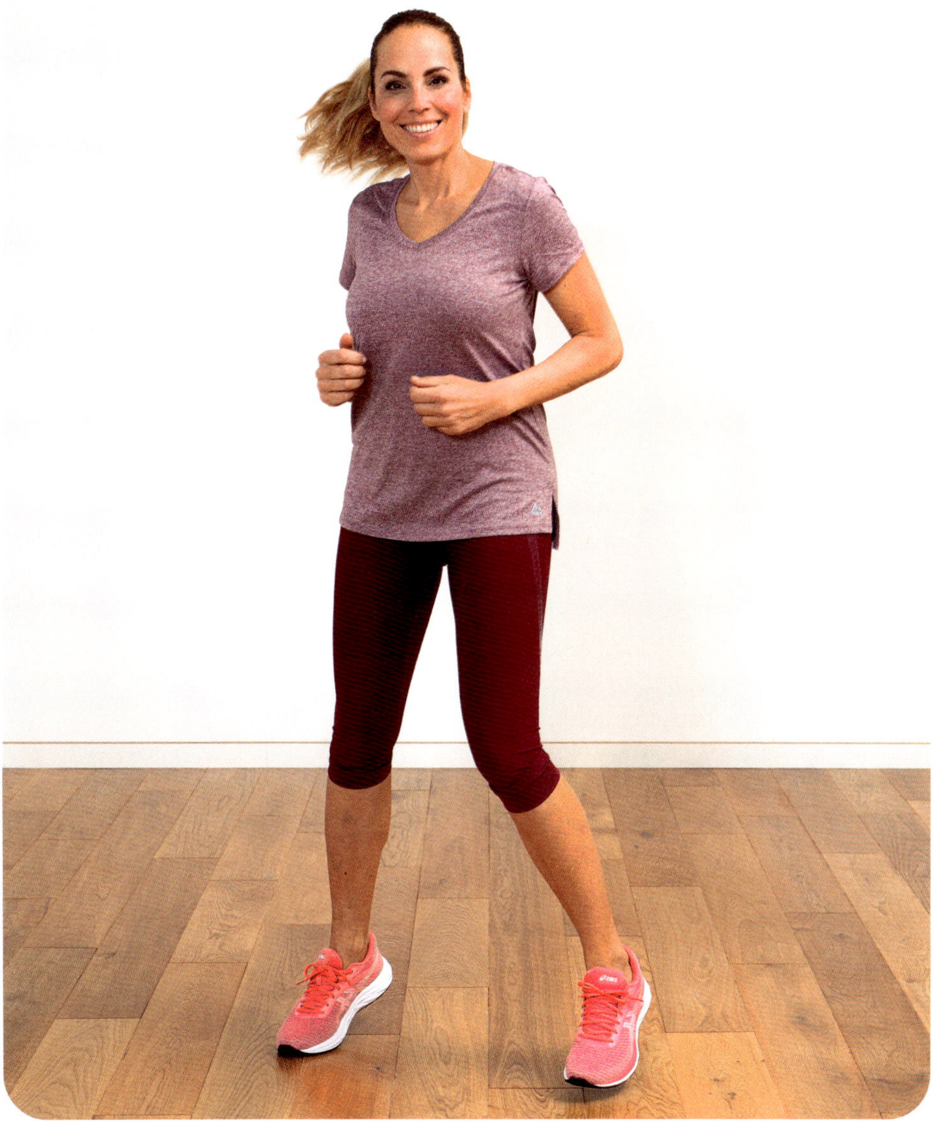

Rollerfahrer auf Speed

» Brechen Sie Geschwindigkeitsrekorde und stabilisieren Sie Ihr Kniegelenk.

Darum geht es: Die schnelle Vor- und Rückbewegung des Spielbeins erzeugt ordentlichen Schwung, den Sie mit einer Muskelmantelspannung im Standbein ausgleichen müssen. Das sorgt für Stabilität im Kniegelenk, das sich gegen die kräftigen Schwungbewegungen des anderen Beines durchsetzen muss. Dazu muss wieder ein guter Muskelmantel her (Seite 60).

Ausgangsposition: Einbeinstand links mit leicht gebeugtem Knie. Die Muskeln des Standbeines erzeugen isometrische Anspannung und bauen so einen Muskelmantel auf. Das rechte Bein ist leicht gebeugt, der Fuß schwebt über dem Boden.

Ausführung: Das rechte Bein macht schnelle, kurze Schwünge vor ❶ und zurück ❷. Stellen Sie sich vor, dass Sie mit einem Tretroller einen Geschwindigkeitsrekord brechen möchten.

Häufigkeit: 2–3 Einheiten pro Woche, 10 Sekunden Speed, 10 Sekunden Pause, 6–8 Mal.

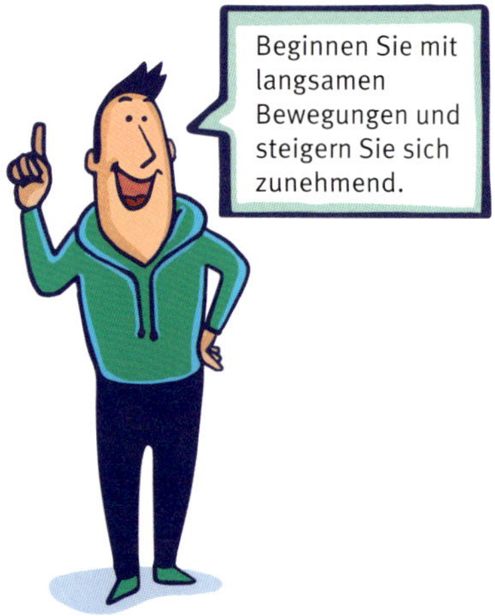
Beginnen Sie mit langsamen Bewegungen und steigern Sie sich zunehmend.

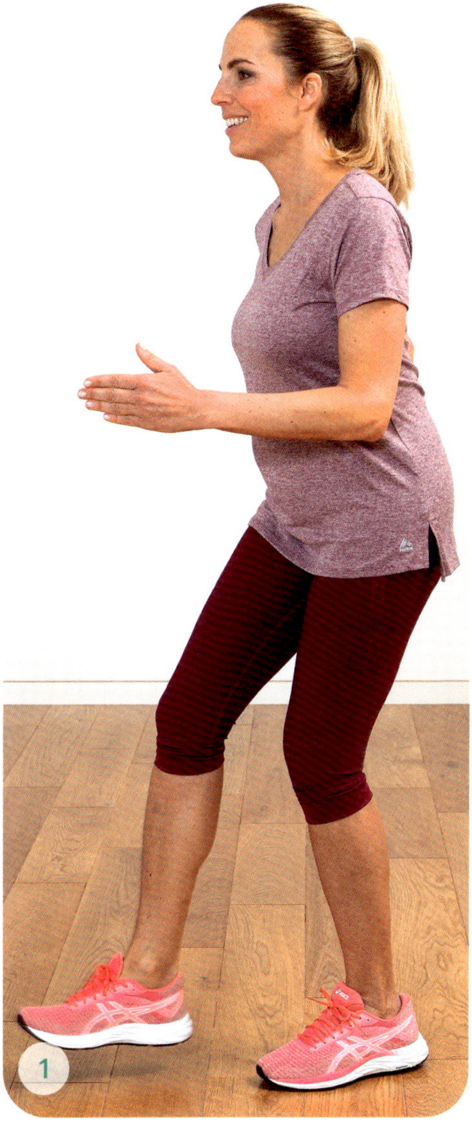
1

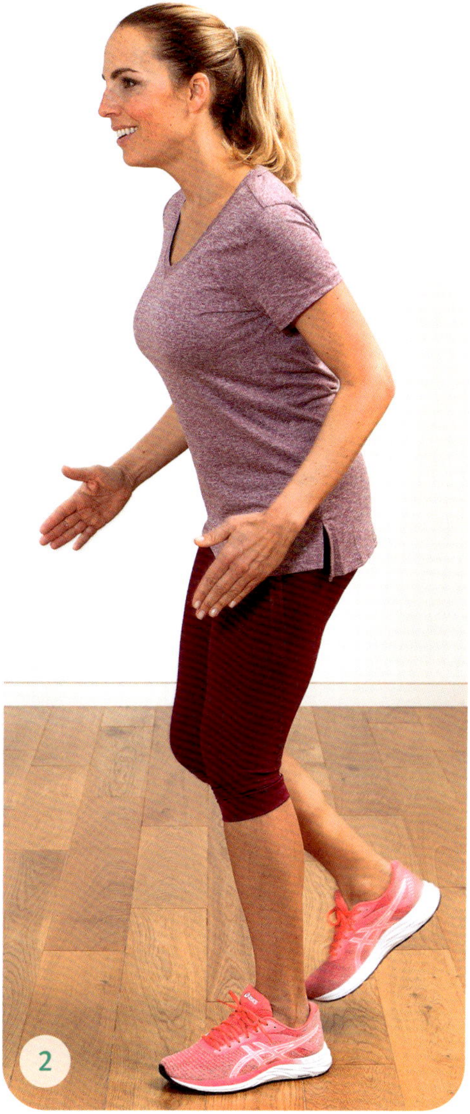
2

Einbeiniger Aufstand

» Sie hatten Freude am gesunden Aufstand? Und haben so fleißig geübt, dass es zu einfach wurde? Dann ist das die richtige Übung für Sie!

Darum geht es: Kräftigen Sie Ihre Oberschenkel im einbeinigen Aufstand. Hier ist Konzentration und wirklich saubere Technik verlangt. Um einbeinig aufzustehen, müssen Sie Ihre Muskeln richtig ackern lassen. Der Oberkörper unterstützt die Bewegung mit einer deutlichen, aber gestreckten Vorneige. Zu Beginn können Sie höhere Sitzgelegenheiten wählen. Das macht die Übung etwas einfacher. Machen Sie die Übung nur, wenn sich Ihre Knie wirklich gut anfühlen, und wärmen Sie sich mit anderen einfacheren Übungen auf.

Ausgangsposition: Sitz auf einem Stuhl oder einem stabilen Tisch. Das Gesäß befindet sich vorn an der Kante. Die Arme sind vor der Brust gekreuzt.

Ausführung: Strecken Sie Ihr linkes Bein und neigen Sie Ihren geraden Oberkörper weit vor. Übernehmen Sie mit dem rechten Bein das Körpergewicht und drücken Sie sich in den Stand. Beugen Sie das Knie wieder und setzen Sie sich wieder auf den Stuhl.

Häufigkeit: 2–3 Einheiten pro Woche, 3 × 15 Wiederholungen pro Seite.

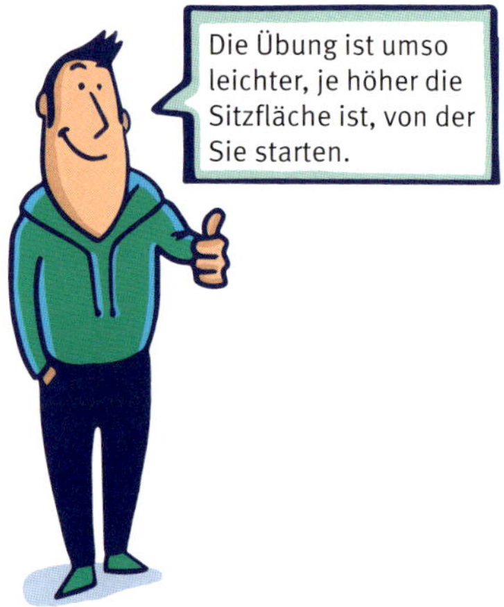
Die Übung ist umso leichter, je höher die Sitzfläche ist, von der Sie starten.

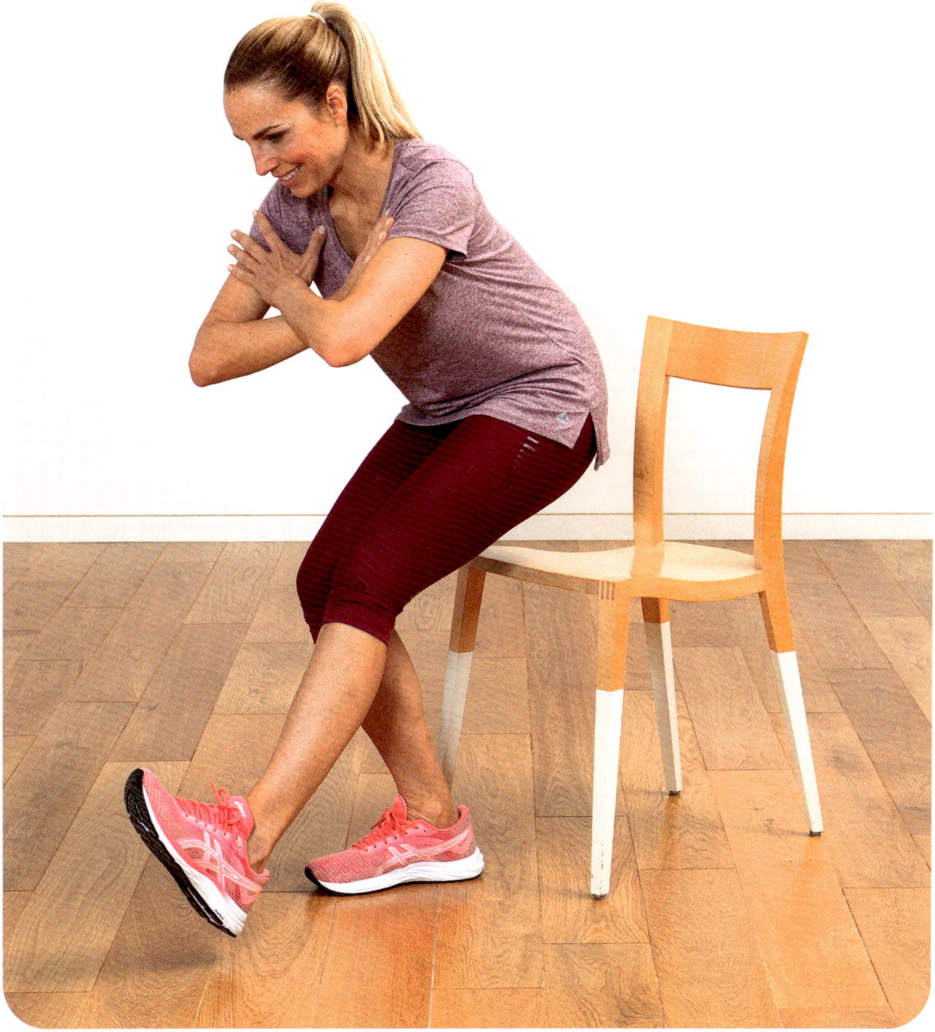

Freier Skater

» Die Inlineskates sind im Keller verschollen und trotzdem sehnen Sie sich nach etwas Freiheitsgefühl? Dann skaten Sie doch mal zu Hause oder im Büro!

Darum geht es: Bei diesen Bewegungen dürfen Sie gerne etwas ausholen. So bringen Sie es zu einer schönen seitlichen Körperdehnung. Die ausladende Bewegung des gleitenden Beines verbessert die Hüftstreckung und im Standbein müssen die Oberschenkel- und Gesäßmuskeln ordentlich arbeiten. Wenn Sie diese Übung regelmäßig machen, bringt Sie so schnell nichts mehr aus dem Gleichgewicht. Sie bekommen starke Oberschenkel und einen knackigen Hintern. Das hält fit und macht Appetit auf die nächste Schönwetterperiode und vielleicht ein Paar neue Inliner.

Ausgangsposition: hüftweiter Stand auf einer freien Fläche.

Ausführung: Mit dem rechten Fuß führen Sie eine gleitende Bewegung über den Boden nach hinten außen durch. Dabei gehen Sie im Standbein in die Kniebeuge. Ihren rechten Arm führen Sie gestreckt neben den Kopf und schieben ihn in Verlängerung des nach vorne geneigten Oberkörpers hinaus nach vorn. Dann kehren Sie in die Ausgangsposition zurück und führen die Bewegung auf der anderen Seite aus.

Häufigkeit: 2–3 Einheiten pro Woche, 3 × 15 Wiederholungen pro Seite.

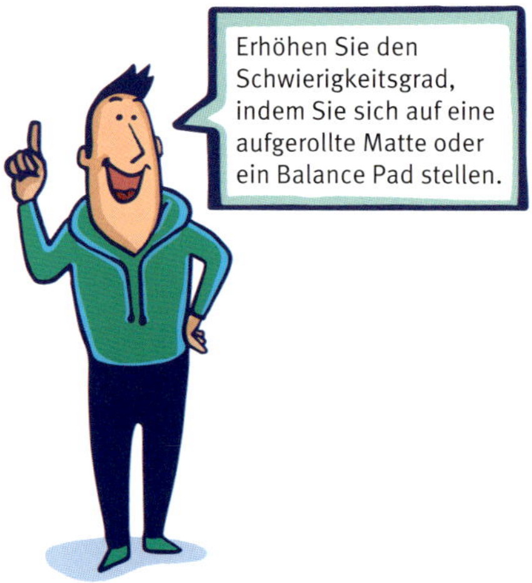
Erhöhen Sie den Schwierigkeitsgrad, indem Sie sich auf eine aufgerollte Matte oder ein Balance Pad stellen.

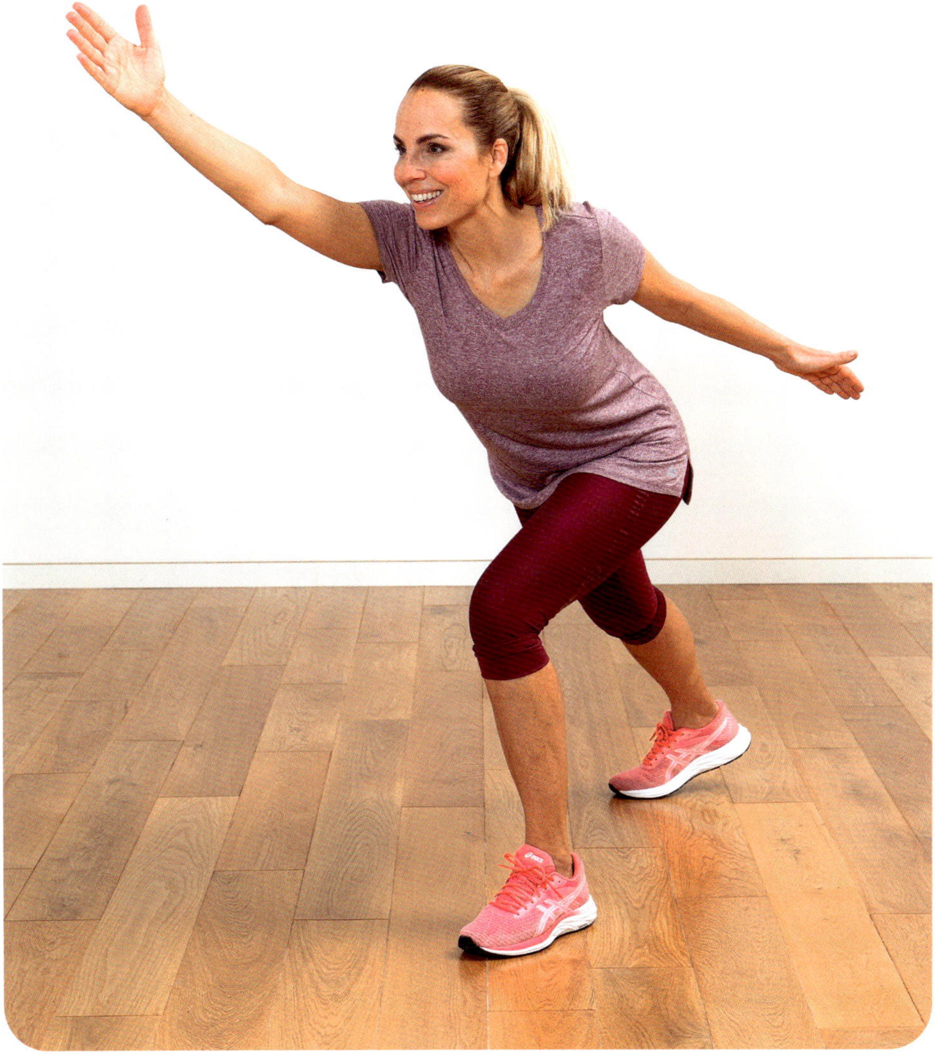

Standwaage – gehüpft und getippt

» Jetzt wird es wild!

Darum geht es: Mit der Standwaage konnten Sie sich schon vertraut machen. In dieser deutlich dynamischeren Variante ist Ihr Bewegungstalent gefragt. Die Effekte dieser Variante gleichen denen der Standwaage im gelben Übungsabschnitt, doch es kommen zwei Aspekte dazu. Die kleinen Sprünge wollen richtig abgefedert werden. Das trainiert Ihre Beinmuskeln intensiver. Als zusätzliche Herausforderung tippen Sie noch mit Ihren Fingern gegen die Fußspitze. Das trainiert Ihre Auge-Hand-Koordination – eine perfekte Übung für bildschirmgeplagte Augen.

Ausgangsposition: hüftweiter Stand auf einer freien Fläche.

Ausführung: Sie hüpfen in die Standwaage-Position, wobei das rechte Bein zum Standbein wird. Versuchen Sie, so sanft wie möglich zu landen. Das linke Bein wird nach hinten ausgestreckt. Die Finger der linken Hand berühren die rechte Fußspitze. Sie kehren in den Stand zurück und führen die gleiche Bewegung zur anderen Seite aus.

Häufigkeit: 2–3 Einheiten pro Woche, 3 × 15 Wiederholungen pro Seite.

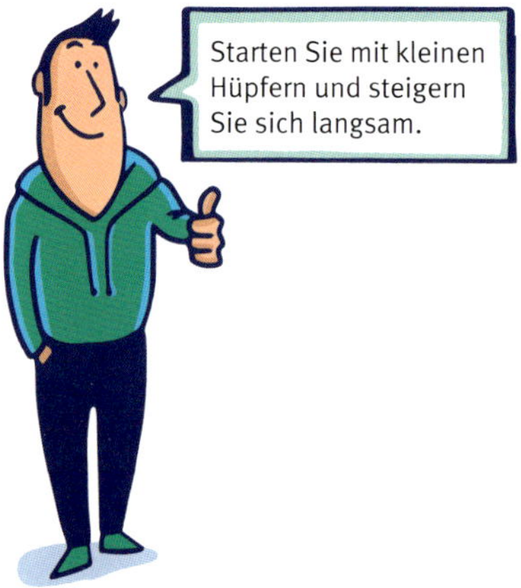
Starten Sie mit kleinen Hüpfern und steigern Sie sich langsam.

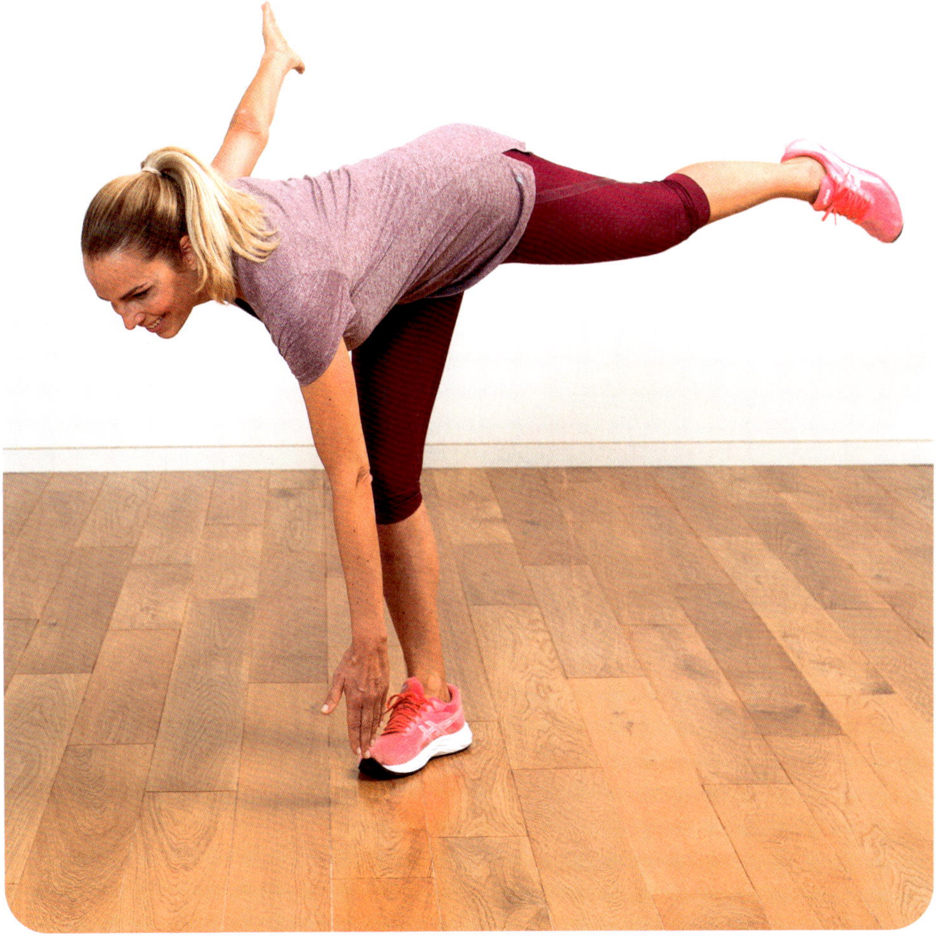

Seitenkraft extrem

» Wenn Ihnen die Übung Super Seitenkraft zu leicht vorkommt, können Sie sich in dieser Variante richtig austoben. Mit dem gemütlichen Herumliegen ist es jetzt vorbei!

Darum geht es: Beim gestreckten Seitstütz müssen die seitlichen Rumpfmuskeln echte Leistung bringen. Aber in dieser Übung stehen sie nicht alleine da. Auch Ihre Schenkelaußenseite wird gekräftigt. Starke Schultermuskeln werden direkt mitgeliefert. Jetzt ist der ganze Körper gefragt. Die Schulterkraft und die Rumpfstabilität werden intensiv mit trainiert!

Ausgangsposition: Seitlage. Sie stützen sich auf Ihren rechten Unterarm. Ihr Becken ruht auf dem Fußboden. Die linke Hand stützen Sie vor dem Körper auf dem Boden ab. Erschwerend kann der linke Arm auch seitlich auf den Körper gelegt werden.

Ausführung: Sie heben Ihr Becken vom Boden ab, bis Ihr Körper eine gerade Linie bildet ①. Danach senken Sie Ihr Becken ab, bis es fast wieder den Boden berührt ②, und gehen dann in die nächste Wiederholung.

Häufigkeit: 2–3 Einheiten pro Woche, 3 × 15 Wiederholungen pro Seite.

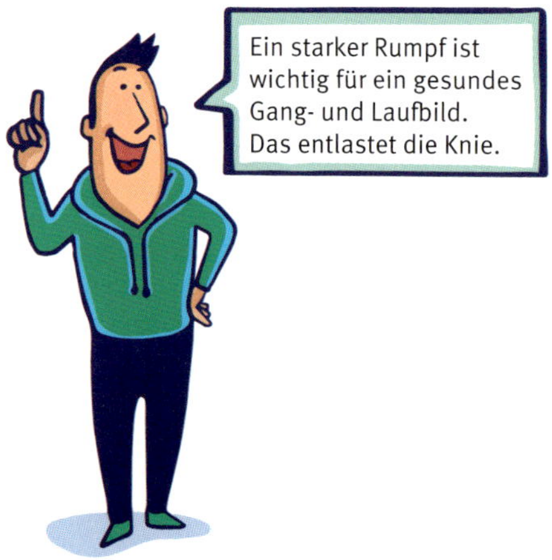
Ein starker Rumpf ist wichtig für ein gesundes Gang- und Laufbild. Das entlastet die Knie.

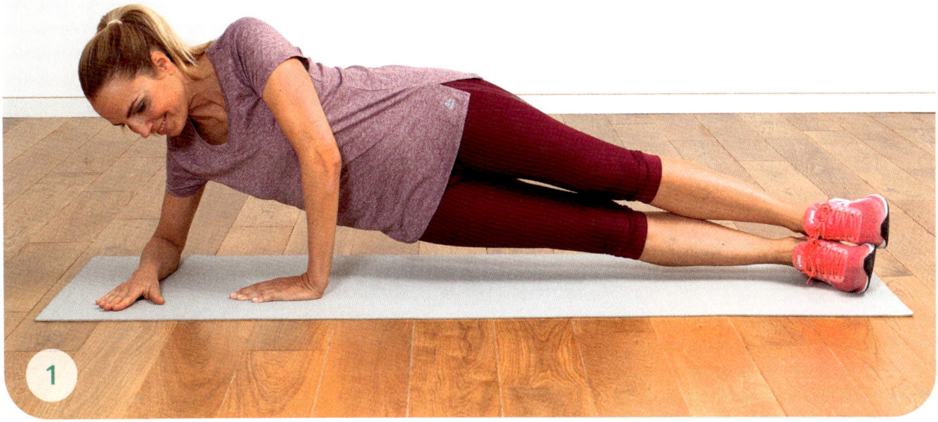
1

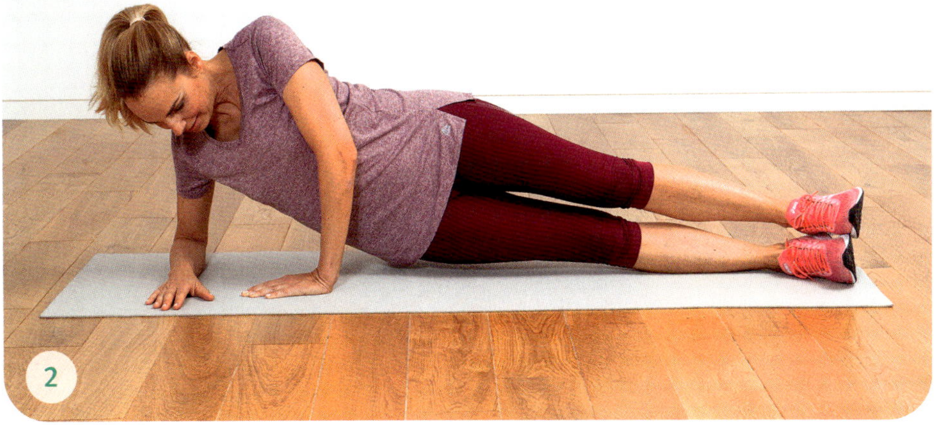
2

Big Dog down

» In dieser Variante machen Sie sich gezielt auf die Suche nach dem besten Dehnungsgefühl aller Zeiten!

Darum geht es: Im herabschauenden Hund können Sie wunderbar die Muskeln und Faszien Ihrer Beine erspüren und entspannen. Sie begeben sich in die herabschauende Position und führen mit Ihren Füßen winzige Abrollbewegungen in unterschiedliche Richtungen aus. Dabei strecken sich Ihre Knie immer etwas mit.

Ausgangsposition: Sie stützen Ihre Hände, bei gestreckten Armen, schulterbreit auf dem Fußboden auf. Ihre Füße stehen hüftbreit. Die Fersen haben keinen Bodenkontakt. Ihre Knie sind leicht gebeugt. Die Fußspitzen zeigen leicht nach außen. Ihr Oberkörper ist so weit wie möglich gestreckt.

Ausführung: Sie strecken im Wechsel die Knie sanft durch und senken Ihre Ferse zum Boden. Mit zunehmender Kniestreckung werden Sie ein Dehnungsgefühl empfinden. Achten Sie darauf, dass es ein angenehmes, aber deutliches Gefühl ist. Beugen Sie das Knie wieder leicht und probieren Sie den gleichen Ablauf mit minimal veränderter Ausrichtung Ihrer Fußspitze. Sie darf mal mehr nach innen oder außen zeigen. Die kleinen Bewegungen (Micromovements) helfen Ihnen, die perfekte Position zu finden.

Häufigkeit: 2–3 Einheiten pro Woche. Testen Sie verschiedene Positionen und verharren Sie dann im angenehmsten Dehnungsgefühl für 8–12 tiefe Atemzüge.

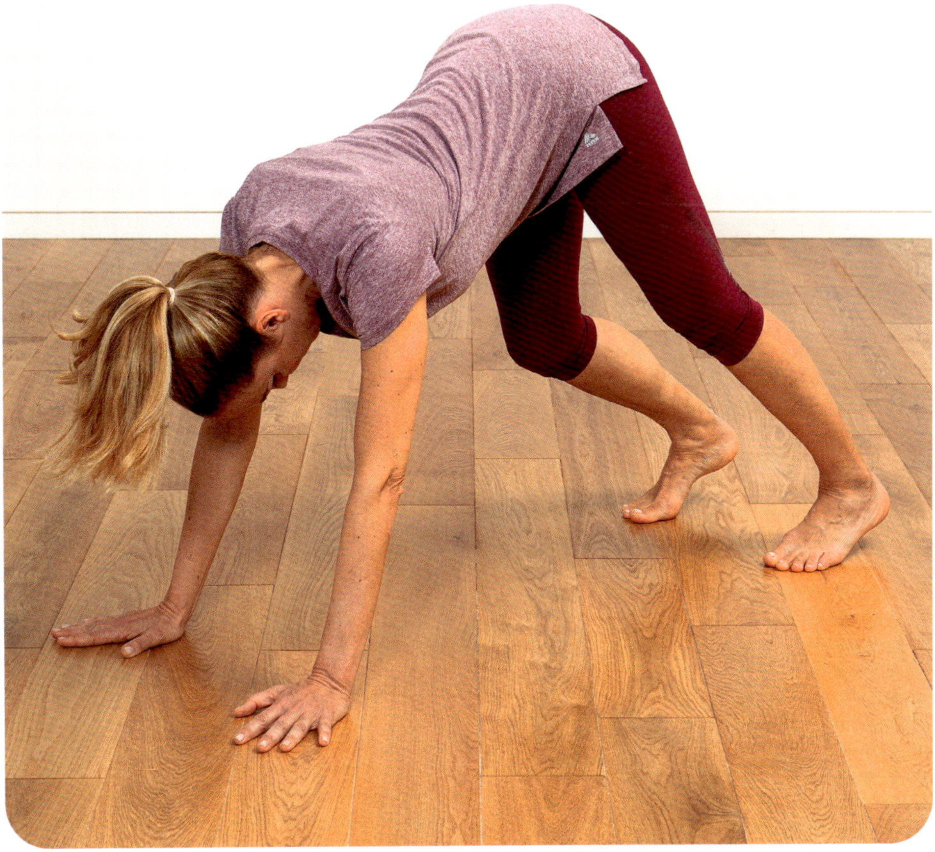

Tiefe Hocke

» Jetzt nähern wir uns einer archaischen Haltung wieder an und werden in den Beinen, Hüften und dem unteren Rücken wieder beweglich.

Darum geht es: Die tiefe Hocke ist eine sehr natürliche Position. Lange war sie für Menschen ganz normal, sie arbeiteten und kochten in dieser Haltung und gebaren ihre Kinder darin. Heute haben wir sie fast verlernt. Es ist sinnvoll, sie wieder zu trainieren. Sie befreit die Hüften, Knie und Sprunggelenke und verbessert das Zusammenspiel zwischen den Beinen und dem unteren Rücken.

Ausgangsposition: Achten Sie darauf, sich vor dieser Übung gut aufzuwärmen, zum Beispiel durch Schuhplattler, Schmetterling oder einbeinigen Aufstand. Starten Sie an einem Türrahmen oder einem stabilen Möbelstück, an dem Sie sich festhalten können. Greifen Sie dabei möglichst tief. So sind Ihre Hände in der richtigen Position, wenn Sie in die Knie gehen.

Ausführung: Gehen Sie nun langsam hinunter in die tiefe Hocke. Die Fußsohlen bleiben komplett am Boden. Bleiben Sie aufmerksam und spüren Sie nach, ob Sie sich mit der Übung wohlfühlen. Bei Unbehagen beenden Sie die Bewegung und trainieren vorerst im absoluten Wohlfühlbereich. Versuchen Sie, Ihren Rücken gerade zu halten.

Häufigkeit: 2–3 Einheiten pro Woche: 3 Mal in die tiefe Hocke gehen und dort 8–12 tiefe Atemzüge verharren.

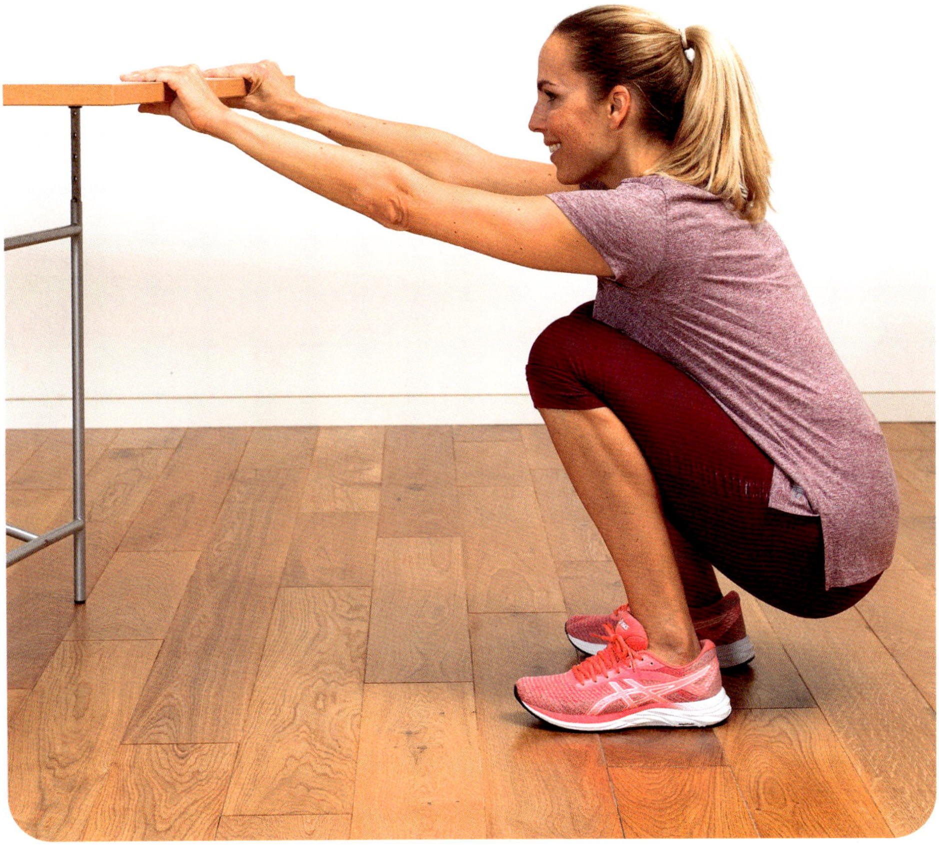

Schulterbrücke mit Fersenkick

» Zum Abschluss gibt es noch einmal ein tolles Multitalent!

Darum geht es: Die Schulterbrücke ist schon ohne den Fersenkick eine wundervolle Übung für die Beine und den unteren Rücken. Hier steigern Sie den Schwierigkeitsgrad deutlich und lassen Ihre vorderen Oberschenkel mitarbeiten. Die Hüftbeuger können sich endlich mal wieder strecken, die Gesäßmuskulatur wird gekräftigt und der untere Rücken gestärkt. Die intensive Kräftigung der Gesäßmuskeln verbessert die Hüftstreckung. Das ist super für ein gesundes Gangbild und einen guten Laufstil und schützt die Knie!

Ausgangsposition: Rückenlage, die Beine sind angewinkelt. Die Arme liegen flach neben dem Körper.

Ausführung: Sie heben Ihr Becken vom Boden an. Knie, Becken und Schultern bilden eine schräge Linie. Sie heben das rechte Bein an und ziehen es vor den Bauch ❶. Dann führen Sie den Fuß, Hacke voran, nach vorne, bis Ihr rechtes Bein parallel zum linken Oberschenkel steht ❷. Sie ziehen das Bein wieder zurück zum Bauch. Nach acht Wiederholungen wechseln Sie auf das linke Bein.

Häufigkeit: 2–3 Einheiten pro Woche, 3 × 8 Wiederholungen pro Bein.

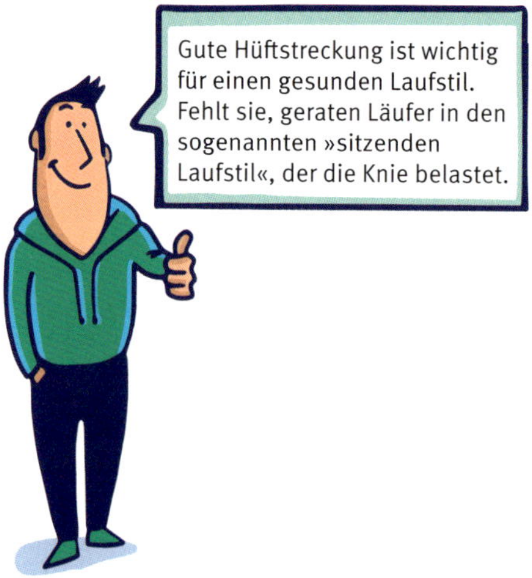
Gute Hüftstreckung ist wichtig für einen gesunden Laufstil. Fehlt sie, geraten Läufer in den sogenannten »sitzenden Laufstil«, der die Knie belastet.

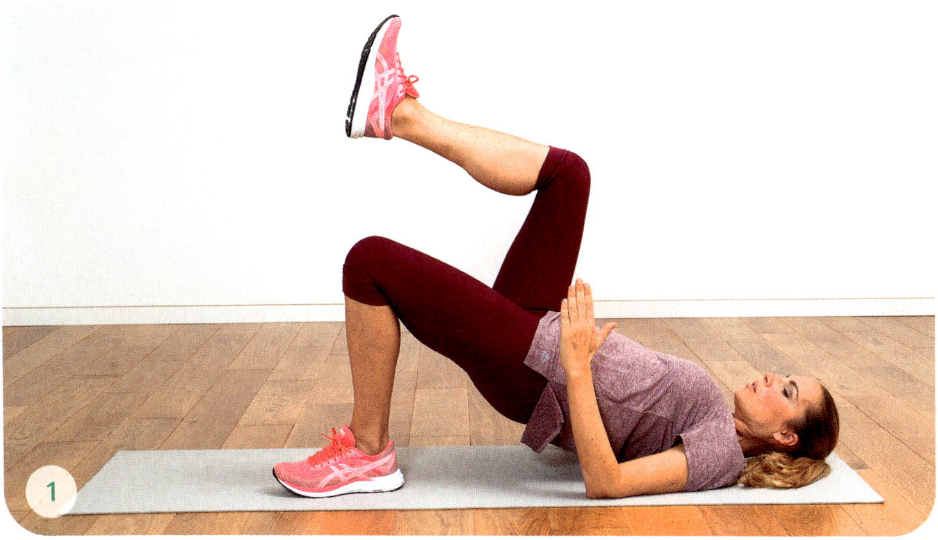
1

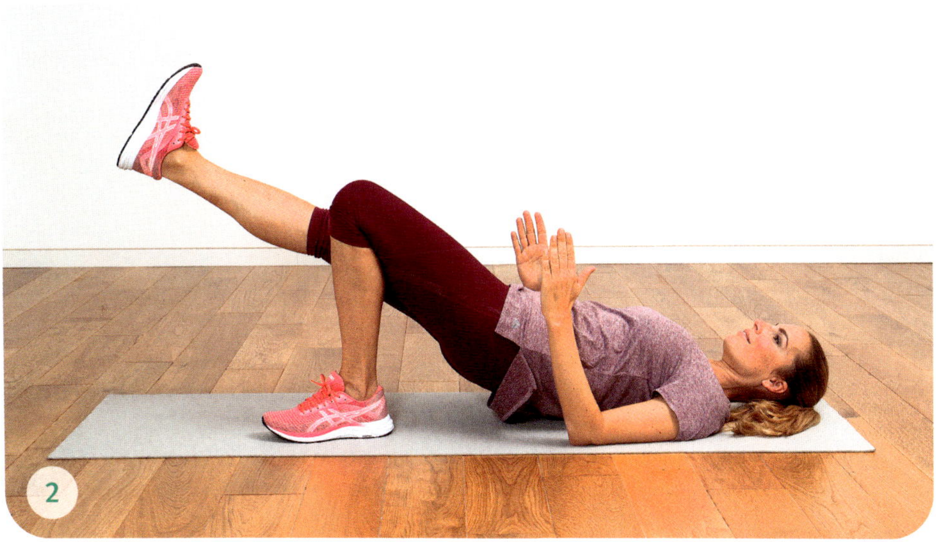
2

Trainingstagebuch

In diesem Trainingstagebuch können Sie Ihre Fortschritte dokumentieren. Sie schwarz auf weiß zu sehen, motiviert. Tragen Sie das Datum ein, zu dem Sie sich steigern konnten. Streben Sie jede Woche eine Steigerung an.

Übungsprogramm Einsteiger

Wadenpower (S. 38) – Kräftigung

Erreichte Wiederholungen (Datum eintragen)

15	16	18	20	22	24	26

Sanfte Seitenkraft (S. 40) – Kräftigung

Erreichte Wiederholungen (Datum eintragen)

15	16	18	20	22	24	26

Skifahrer (S. 42) – Kräftigung

Erreichte Wiederholungen (Datum eintragen)

15	16	18	20	22	24	26

Übungsprogramm Fortgeschrittene

Super Seitenkraft (S. 56) – Kräftigung

Erreichte Wiederholungen (Datum eintragen)

15	16	18	20	22	24	26

Einfacher Eislauf (S. 58) – Kräftigung

Erreichte Wiederholungen (Datum eintragen)

15	16	18	20	22	24	26

Gesunder Aufstand (S. 70) – Kräftigung

Erreichte Wiederholungen (Datum eintragen)

15	16	18	20	22	24	26

Ausfallschritt frontal (S. 72) – Kräftigung

Erreichte Wiederholungen (Datum eintragen)

15	16	18	20	22	24	26

Standwaage einfach (S. 74) – Kräftigung

Erreichte Wiederholungen (Datum eintragen)

15	16	18	20	22	24	26

Übungsprogramm Experten

Einbeiniger Aufstand (S. 84) – Kräftigung

Erreichte Wiederholungen (Datum eintragen)

15	16	18	20	22	24	26

Freier Skater (S. 86) – Kräftigung

Erreichte Wiederholungen (Datum eintragen)

15	16	18	20	22	24	26

Standwaage – gehüpft und getippt (S. 88) – Kräftigung

Erreichte Wiederholungen (Datum eintragen)

15	16	18	20	22	24	26

Seitenkraft extrem (S. 90) – Kräftigung

Erreichte Wiederholungen (Datum eintragen)

15	16	18	20	22	24	26

Schulterbrücke mit Fersenkick (S. 96) – Kräftigung

Erreichte Wiederholungen (Datum eintragen)

15	16	18	20	22	24	26

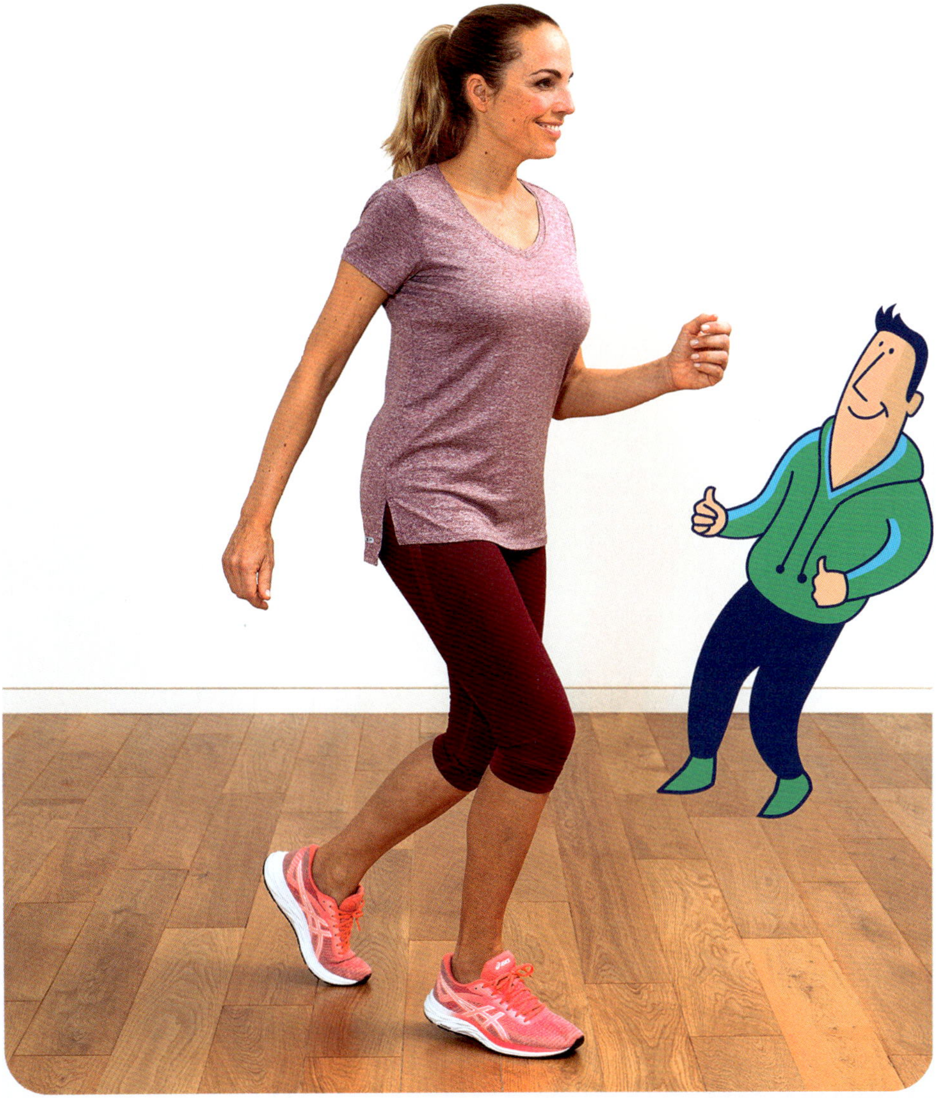

Stichwortverzeichnis

Bibliografische Information der Deutschen Nationalbibliothek
Die Deutsche Nationalbibliothek verzeichnet diese Publikation in der Deutschen Nationalbibliografie; detaillierte bibliografische Daten sind im Internet über http://dnb.d-nb.de abrufbar.

Programmplanung: Celestina Filbrandt
Projektmanagement: Anja Bippus
Redaktion: Julia Jochim
Bildredaktion: Christoph Frick
Umschlaggestaltung: © Thieme
Layout: CYCLUS · Visuelle Kommunikation, Stuttgart

Bildnachweis
Umschlagfoto und Bild S. 3: Holger Münch, Stuttgart (Foto), Susi Schaaf, Bellheim (Zeichnung)
Autorenfoto: Holger Münch, Stuttgart
Fotos im Innenteil: Holger Münch, Stuttgart
Die abgebildeten Personen haben in keiner Weise etwas mit der Krankheit zu tun.
Zeichnungen: Susi Schaaf, Bellheim

1. Auflage 2021

TRIAS Verlag in Georg Thieme Verlag KG
Rüdigerstraße 14, 70469 Stuttgart, Germany
www.trias-verlag.de

Printed in Germany

Satz und Repro: Reemers Publishing Services GmbH, Krefeld
gesetzt in Adobe Indesign CC 2021
Druck: AZ Druck und Datentechnik GmbH, Kempten

Gedruckt auf chlorfrei gebleichtem Papier

ISBN 978-3-432-11381-4

Auch erhältlich als E-Book:
eISBN (ePub) 978-3-432-11382-1

3 4 5 6

MIX
Papier | Fördert gute Waldnutzung
FSC® C008457